U0267227

中医外治特色疗法

临床技能提升丛书

郭长青◎总主编

郭长青　郭　妍

　　　　王军美◎著

中医刮痧疗法

中国健康传媒集团

中国医药科技出版社

图书在版编目（CIP）数据

中医刮痧疗法 / 郭长青，郭妍，王军美著 . — 北京：中国医药科技出版社，2021.10（2024.9重印）

（中医外治特色疗法临床技能提升丛书）

ISBN 978-7-5214-2658-8

Ⅰ . ①中… Ⅱ . ①郭… ②郭… ③王… Ⅲ . ①刮搓疗法 Ⅳ . ① R244.4

中国版本图书馆 CIP 数据核字（2021）第 142296 号

美术编辑 陈君杞
版式设计 也 在

出版 **中国健康传媒集团** | 中国医药科技出版社

地址 北京市海淀区文慧园北路甲 22 号

邮编 100082

电话 发行：010-62227427 邮购：010-62236938

网址 www.cmstp.com

规格 710 × 1000mm $\frac{1}{16}$

印张 15 $\frac{1}{2}$

字数 236 千字

版次 2021 年 10 月第 1 版

印次 2024 年 9 月第 2 次印刷

印刷 北京印刷集团有限责任公司

经销 全国各地新华书店

书号 ISBN 978-7-5214-2658-8

定价 **49.00 元**

获取新书信息、投稿、为图书纠错，请扫码联系我们。

内容提要

　　本书简要介绍了刮痧疗法的取穴特点、操作方法及注意事项，随后详细介绍了刮痧疗法在内科、妇科、儿科、皮肤科及五官科疾病中的应用。全书图文并茂，书中穴位均配有线条穴位图，实用性强，容易掌握，方便读者学习及按图操作。适合于广大中医爱好者及疾病患者使用。

前言

刮痧疗法是一种独特有效的治疗方法，是针灸疗法中的一种，是针灸学的重要组成部分。

刮痧治疗疾病的方法，在我国已有数千年的历史，刮痧疗法流行于民间，由于其操作简单、安全有效、易学易用、经济实用、适应证广等特点，深受广大人民群众厚爱，并在防病治病，保健养生中发挥越来越大的贡献。至 20 世纪，随着刮痧疗法的临床应用与研究，各种刮痧保健疗法的普及，刮痧疗法得到不断的发展与完善，成为针灸疗法中一个独特的医疗体系。

刮痧是在人体体表特定的经穴部位进行有规律的刮拭，从而达到防病治病目的的一种外治疗法。其临床选穴来源于传统腧穴，其机制与传统经络腧穴相关。刮痧疗法临床应用广泛，常用于治疗内科、外科、妇产科、儿科、五官科等疾病，随着时代的发展，人们生活节奏的加快，越来越多的人愿意选择刮痧疗法，对亚健康进行调理。

本书是一本关于刮痧疗法的专著。全书分为九章，第一章为认识刮痧疗法，第二章为人体穴位定位与主治，第三章至第九章为刮痧疗法的临床应用，分别介绍了内科疾病、外科疾病、妇产科疾病、儿科疾病、五官科疾病、皮肤科疾病及常见症状的刮痧治疗。每种病按概述、常见症状、刮痧治疗、注意事项等编写。本书图文并茂，书中穴位均配有线条穴位图，实用性强，容易掌握，方便读者学习及按图操作。

本书主要适宜从事中医、针灸临床、教学、科研人员，广大中医爱好者及疾病患者使用阅读，具有一定的参考价值。

编　者

2021 年 5 月

目录

第三章

内科疾病

第四章

外科疾病

第五章

妇产科 疾病

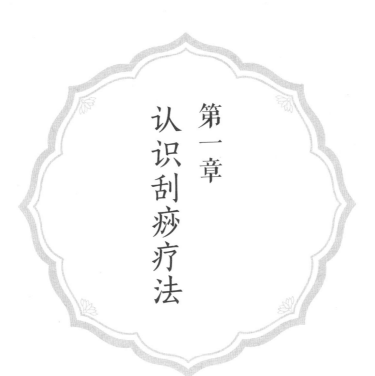

第一章

认识刮痧疗法

一、刮痧疗法的含义

刮痧疗法是流行于民间的一种疗法，是中医学的重要组成部分。由于其操作简单、安全有效、易学易用、经济实用、适应证广等特点，符合"简、便、易、廉"的原则，深受广大人民群众厚爱，并在防病治病，保健养生中发挥越来越大的贡献。随着社会的发展，物质生活水平的提高，维护自然生态、无毒副作用的刮痧疗法越来越受到重视。因此，总结和推广刮痧疗法显得尤为必要。

刮痧疗法，是以中医学理论为指导，用光滑硬物器具（铜钱、瓷匙、水牛角等）钝缘蘸介质（植物油、清水、活血剂等），根据不同的疾病，在人体体表特定的经穴部位进行有规律的刮拭，从达到防病治病的一种外治疗法。

中医学认为刮痧疗法有调节阴阳、调理脏腑；活血化瘀、消肿止痛；祛邪解表；健脾和胃、理气消积；增强正气、抵御外邪等作用。西医学认为刮痧疗法有镇痛、排除毒素、神经体液的良性调节、自身溶血等作用。

"痧"是民间对疾病的一种形象叫法，又称"痧胀""痧气""青筋"和"瘴气"。一般来说，"痧"有三层含义：一是指痧证，是指因感受风寒暑湿燥火六淫之邪气或疫疠之秽浊出现的一些病症，一年四季都可发生，以夏秋两季多见。如头痛、咳嗽、头面肿痛、眩晕、胸闷、手足身体肿痛、恶心呕吐、脘腹痞满、腹泻、指甲青黑等等，均称之为痧证，又称痧气或痧胀。这些病症就是痧，它不是某一个单独的疾病，而是一种毒性反应的综合征，临床上许多疾病都可出现痧象，痧是许多疾病的共同表现，即所谓"百病皆可发痧"。痧症按证候特征可分为热痧、寒痧、阴痧、阳痧等，按病因可分为暑痧、瘟痧、绞肠痧等。《痧胀玉衡》把痧症分为慢痧、紧痧、急痧之类。二是指痧疹的形态，即皮肤出现红点如粟，以手指触摸皮肤，稍有阻碍的疹点，它是疾病发展变化过程中反映于体表的现象。《临症指南医案》说："痧者，疹之通称，有头粒而如粟象；瘰者，即疹之属，肿而易痒。"三是指痧象，即指经刮拭治疗后，在相应部位皮肤上所出现的皮下充血和出血改变，可见红色粟粒状、片状潮红，紫红色或暗红色的血斑、血疱等现象，称为痧象。（图1-1、1-2、1-3、1-4）一般来说，健康的人刮痧后不出痧，亚健康的人或自我感觉良好而有潜在病变的人刮痧后会出痧，且出痧的部位、颜色、形态与病位、病情的轻重、病程的长短有密切关系。急性病患者出痧多为粟粒状，面积较大，而慢性病患者多伴有紫暗痧或见血疱。

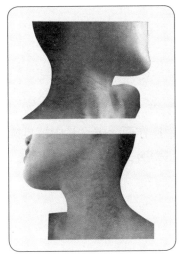

图 1-1　颈部痧象

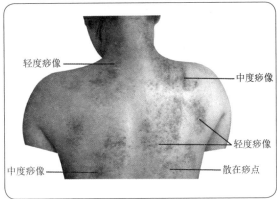

轻度痧像

中度痧像

轻度痧像

中度痧像

散在痧点

图 1-2　项背部痧象

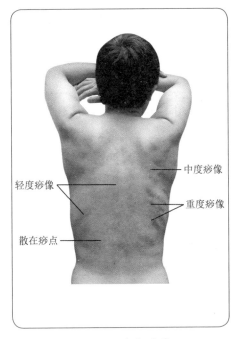

中度痧像

轻度痧像

重度痧像

散在痧点

图 1-3　背部痧象

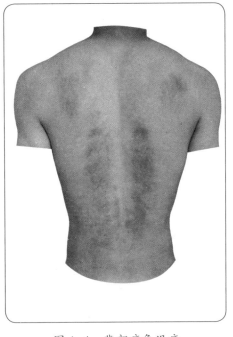

图 1-4　背部痧象退痧

二、刮痧疗法的种类、器具和操作

（一）刮痧疗法的种类

　　根据不同的病情正确选择不同种类的刮痧疗法，是达到刮痧治疗效果的保证。一般来说，刮痧方法分持具操作和徒手操作两大类。其中持具操作有刮痧法、挑痧法和放痧法 3 种；徒手操作有揪痧法、扯痧法、挤痧法、焠痧法和拍痧法 5 种。

1 刮痧法

　　刮痧法分直接刮法和间接刮法两种。

　　（1）直接刮法：直接刮法是指在患者待刮部位均匀地涂上刮痧介质以后，直接用刮痧板贴着患者皮肤反复进行刮拭，直至皮下出现痧痕为止。（图 1–5）

　　（2）间接刮法：间接刮法是指先在患者待刮部位放置一层薄布，然后用刮痧板在布上进行刮拭。此

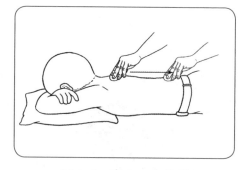

图 1–5　痧法 – 直接刮

刮法可保护患者皮肤，多适用于儿童、年老体弱者、中枢神经系统感染、高热、抽搐、部分皮肤病患者。

2 挑痧法

　　挑痧法是指术者用针（常用医用三棱针）挑刺患者体表特定部位，以治疗疾病的方法。挑痧之前必须严格消毒，可用酒精棉球消毒挑刺部位、挑针和术者双手。消毒后术者左手捏起挑刺部位的皮肉，右手持医用三棱针，横向刺入皮肤下 2~3mm，然后再深入皮下，挑断皮下白色纤维组织或青筋。挑尽白色纤维组织，如有青筋则挑 2~3 下，同时双手将瘀血挤出。术后碘酒消毒挑刺部位，敷上无菌纱布，胶带固定。

3 放痧法

放痧法是一种刺血疗法，可分为泻血法和点刺法两种。

泻血法的具体操作为：常规消毒后，左手拇指压在被刺部位的下端，被刺部位的上端用橡皮管结扎，右手持针对准被刺部位的静脉，迅速刺入静脉中 5~10mm，再出针，使其流出少量血液。待停止出血后，以消毒棉球按压针孔数分钟。泻血法适用于肘窝、腘窝等处的浅表静脉，用以治疗中暑、急性腰扭伤等疾病。

点刺法的具体操作为：点刺前术者双手推按患者待刺部位，使局部血液积聚，经常规消毒后，术者以左手拇、食、中三指夹紧被刺部位，右手持针迅速刺入皮下 1~3mm 深，随即出针，挤压针孔周围，使少量出血，然后再用消毒棉球按压针孔数分钟。此法多用于手指或足趾末端穴位或大椎、太阳、印堂等穴，以治疗发热、咳嗽、中暑、昏厥、咽喉肿痛等病症。

4 揪痧法

在施术部位涂上刮痧介质后，术者五指屈曲，用食指、中指第 2 指关节对准揪痧部位，揪起皮肤，提至最高处时，两指同时带动夹起皮肤快速拧转，再松开；如此提放，反复进行 5~6 次，可听到"巴巴"声响。直至被揪部位出现痧点为止。

5 扯痧法

在施术部位涂上刮痧介质后，术者用拇指、食两指或用拇指、食指、中指三指提扯患者皮肤，反复进行 5~6 次，至出现痧点为止。此法主要用于头面部、颈项部、背部的穴位。

6 挤痧法

在施术部位涂上刮痧介质后，术者用拇指、食指两指用力挤压患者皮肤，如此反复多次，直至挤出一块块或一小排痧痕为止。

7 焠痧法

用灯芯草或纸绳蘸麻油或其他植物油，点燃后快速对准施术部位，猛一接触皮肤听到"叭"的一声后快速离开，焠痧后皮肤有一点发黄或偶尔会起小疱。此法适用于小儿疰腮、喉蛾、吐泻、腹痛等病症。

8 拍痧法

术者用虚掌或刮痧板拍打施术部位，一般适用于痛痒、麻胀的部位。（图1-6）

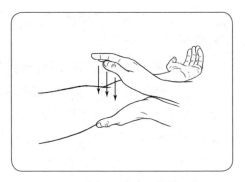

图1-6　痧法－拍痧法

（二）刮痧疗法的器具

现代刮痧使用的器具种类较多，形状各异，可根据不同的刮痧部位、疾病情况和刮痧手法来正确选用。刮痧器具包括刮具和刮痧介质。

1. 刮具

刮痧疗法的刮具制作简单，多经济便宜，取材方便，而且可取用代用品。历代使用的刮具很多，比如苎麻、长发、麻线、棉麻线团、铜器、银器、檀香木、沉香木、瓷碗、陶瓷调羹、木梳背、贝壳等等，因其价廉、取材方便，现在民间仍在使用。随着时代的发展和科技的进步，原来使用的有些刮具已经淘汰，有的沿用至今，现代也有新型的刮具。目前常用的刮具有以下几种：

植物团

常用丝瓜络、八棱麻等植物，取其茎叶粗糙纤维，去除果肉壳，捏成一团制作而成。使用时，用手握住植物团蘸少量的清水、香油或其他润滑剂于刮痧部位刮拭。民间一些偏僻农村地区仍可见使用。

铜钱

铜钱曾经是流通货币，外缘为圆形，中间有方孔。民间使用铜钱作为刮具较多见。使用时，拇指、食指捏住铜钱的中间，将其边缘蘸少量的清水、香油或其他润滑剂于刮痧部位刮拭。

| 瓷勺 | 瓷勺是居家常用的饮食工具，家家户户都有。使用时，单手握住勺柄，用瓷勺边缘蘸少量清水、香油、菜油等在刮痧部位刮拭。瓷勺在边缘山区家庭中常用，使用时需注意其边缘是否毛糙，以免刮伤皮肤。 |

| 木梳背 | 木梳背光滑呈弧形，蘸少量清水、润滑油等即可刮痧。适用于旅途中应急之用。 |

| 线团 | 可用苎麻丝或棉线等绕成一团，使用时在冷水中蘸湿，在身体一定部位刮拭。一边蘸水，一边刮拭，直到皮肤出现大片的紫黑色或紫红色斑点。这是刮痧最初形式，古时称刮痧为"刮纱"。 |

| 贝壳刮具 | 蚌在江河湖海之滨常见，其外壳可制成刮痧工具。使用时，术者手持贝壳上端，在刮痧部位，一边蘸水一边刮拭，至皮肤出现痧痕为度。一般沿海或湖泊地区渔民使用较多。 |

| 火罐 | 火罐为针灸推拿科诊室常用的器具。罐口边缘平整、光滑而厚。用罐口边缘蘸少量按摩膏、红花油等作润滑剂，则可作刮痧之用。若用较小负压吸拔后在人体一定部位来回刮动，使身体局部出现红紫色的片状充血，即为走罐，其实也是刮痧的一种特殊形式。 |

| 玉质刮痧板 | 玉石制成的刮痧板，又称刮痧宝玉。玉质刮痧板使用疗效佳，但因其取材较难，价格昂贵，且易于摔破，可见于一些美容机构使用。（图1-7） |

| 水牛角刮痧板 | 现在通常使用的刮痧板是牛角刮痧板。水牛角性寒，有清热、凉血、解毒之功效，适用于绝大多数疾病的刮痧治疗。（图1-8） |

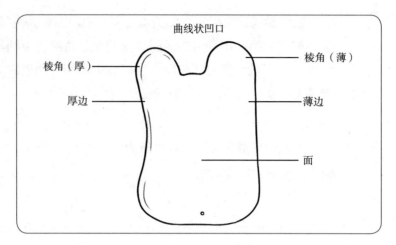

图 1-7　玉制刮痧板

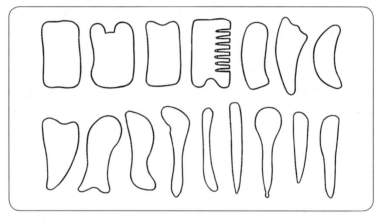

图 1-8　水牛角刮痧板

2. 刮痧介质

刮痧时使用的润滑剂多为油性剂，在刮痧板与皮肤间起润滑作用。常用润滑剂有清水、香油、菜油、茶油、红花油和刮痧专用的活血剂。因红花油和刮痧专用的活血剂在加工过程中加入了中药，可以发挥中药的各种药效，因此可增强刮痧的治疗效果。

清水

清水是紧急情况下最常用的辅助材料，尤其是野外作业时发生痧证，在一时找不到其他辅助材料的情形下，清水即可充当刮痧介质。清水润滑效果较差，又无特殊药效，医疗诊所使用少。

植物油　常用的植物油有香油、菜油、茶油、桐油、花生油以及色拉油。因取材便利，家庭刮痧使用中多见。

正红花油　正红花油是外伤科常用外用药物，由红花、桃仁、麝香等药物炼制而成，有活血祛瘀、消肿止痛之功效，可用于治疗跌打损伤、虫蛇咬伤等病症。用作刮痧油可充分发挥其治疗作用，适用于挫伤、扭伤、关节疼痛等病症的刮痧治疗。

刮痧油　刮痧油由多种具有疏通经络、活血化瘀、消肿止痛、软坚散结功效的中药与润滑性油质提炼而成。刮痧时，在选定的刮痧部位涂以适量的刮痧油，既可免除摩擦时引起的疼痛，又可充分发挥中药的作用，尤其对慢性损伤、关节炎、落枕等病症效果较佳。

（三）刮痧的操作方法

1. 刮痧的补泻手法

刮痧疗法同针刺疗法一样，分为补法、泻法和平补平泻法。补法，泛指能鼓舞正气，使低下的功能恢复正常的刮痧手法；泻法，泛指能疏泄邪气，使亢进的功能恢复正常的刮痧手法；介于补法和刮法之间叫平补平泻法，也叫平刮法。"补不足，泻有余，虚者补之，实者泻之"这些是中医辨证论治的基本法则。一般来说，病在表、在腑、属实、属热者归阳；病在里、在脏、属虚、属寒者为阴，临床上阳证用泻法，阴证用补法，这是刮痧治病的基本原则。在表者刮之宜浅，在里者刮之宜深。寒证用平刮或用补法，热证用泻法，虚证用补法，实证用泻法。至于半表半里、寒热错杂、虚实夹杂者等，又当根据表里、寒热、虚实的轻重，或先补后泻，或先泻后补，或平补平泻，或补泻兼施，给予恰当的处理。在刮痧治疗中，若能根据辨证，正确地采用刮痧的补泻手法，必能提高刮痧的治疗效果。

刮痧疗法的补泻作用，是通过采用不同的手法在体表特定部位进行刮拭操作实现的，取决于刮拭力量的轻重、速度的急缓、时间的长短、刮拭的距离长短、刮拭的方向（顺着经脉运行方向刮为补，逆着经脉运行方向刮为泄）等诸多因素。上述动作的完成，都是依靠手法和技巧来实现的。

刮拭按压力度小，刮拭速度慢，刺激时间较长，刮拭顺着经脉运行方向，出痧点数量少，刮痧后加温灸等为补法。补法适用于年老、体弱、久病、重病和体形瘦弱的虚证患者。

刮拭按压力度大、刮拭速度快、刺激时间较短、刮拭逆着经脉运行方向，出痧点数量多，刮痧后加拔罐等为泻法。泻法适用于年轻体壮、新病急病和形体壮实的患者。

平补平泻法介于补法和泻法之间。有三种刮拭方法：（1）刮拭按压力大，速度较慢；（2）刮拭按压力小，速度较快；（3）刮拭按压力中等，速度适中。平补平泻法常用于日常保健或虚实不明显，或虚实夹杂患者的治疗。

2. 刮痧手法的练习

初学者开始可在沙袋上练习，然后在人体上练习。取细沙一团，用棉布或纱布包紧，做成体积约 10cm × 10cm × 20cm 的沙袋。用刮痧板在沙袋上练习平刮、竖刮、斜刮、角刮等操作手法。做平刮练习时，用刮痧板的平边，着力于沙袋上，向左或向右平行大面积的刮拭沙袋。做竖刮练习时，用刮痧板的平边，着力于沙袋上，由上向下竖直刮拭沙袋。做斜刮练习时，用刮痧板的平边，着力于沙袋上，斜对着沙袋的对角方向进行刮拭。做角刮练习时，用刮痧板的棱角和边角着力于沙袋练习小面积的刮拭。在沙袋练习一段时间后，即可在人体上练习。在人体上练习，开始选前臂外侧、小腿外侧等肌肉结实且方便暴露的部位，然后选其他部位和穴位进行刮痧练习。练习前必须在人体刮拭部位涂抹刮痧油以减轻摩擦阻力，防止损伤皮肤。在人体上练习时，练习者应细心体会皮肤颜色改变与刮拭力量、刮拭时间的关系以及对刮痧敏感的穴位点或部位等。尤其要注意刮痧时有无疼痛出现及其程度。如果疼痛剧烈，则多为操作不当。因为正常的刮痧几乎无疼痛感而仅有局部热、胀等感觉，与外观的瘀紫程度不成正比。在人体上练习时间不能太长，一般每处不超过 10 分钟。

3. 刮痧的体位

刮痧时患者体位的选择，应以术者能正确取穴，操作方便，患者感到舒适自然，并能持久配合为原则。常用的体位有以下几种：

适用于头、面、颈、胸、腹及四肢前侧、内侧部的取穴与刮拭。

适用于头、颈、肩、背、腰、四肢后侧部的取穴与刮拭。

适用于头侧、面颊、颈侧、胸侧、腹侧及上下肢外侧部的取穴与刮拭。

适用于前头、面部、颈前和上胸部的取穴与刮拭。

适用于头部、颈项背部的取穴与刮拭。

适用于头侧、面颊、颈侧、耳部的取穴与刮拭。

4. 人体各部位的刮拭方法

（1）头部：头部有头发覆盖，需在头发上面用刮痧板刮拭，无须涂抹刮痧润滑剂。为了增强刮拭效果可使用刮板薄面边缘、刮板角部或梳状刮板刮拭。每个部位刮 20~30 次，至头皮发热为宜。刮痧手法可采用平补平泻法，施术者一手用刮痧板刮拭，另一只手扶住患者头部，保持头部稳定。

头部两侧：从头部两侧太阳穴开始，经过头维、颔厌等穴位刮至风池穴。（图 1-9）

头前部：从百会穴开始，经过囟会、前顶、通天、五处、头临泣等穴位刮至前头发际。

头后部：从百会穴开始，经过后顶、脑户、哑门等穴位刮至后头发际。（图 1-10、图 1-11）

全头部：以百会穴为中心，呈

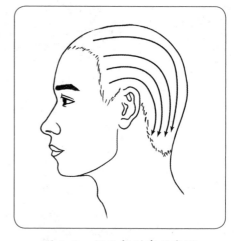

图 1-9　侧头部刮痧示意图

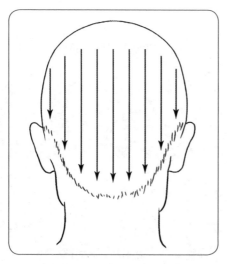

图 1-10　后头部刮痧示意图
（背面观）

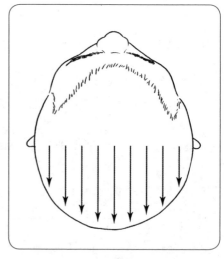

图 1-11　后头部刮痧示意图
（上面观）

放射状向四周发际处刮拭，覆盖全头部穴位和运动区、感觉区、语言区等。（图 1-12 至图 1-14）

【适应证】刮拭头部有改善头部血液循环，疏通全身阳气之功效。可预防和治疗中风、脑卒中后遗症、神经衰弱、头痛、脱发、三叉神经痛、失眠和感冒等疾病。

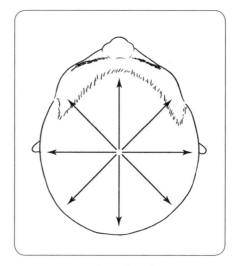

图 1-12　全头部刮痧示意图（上面观）

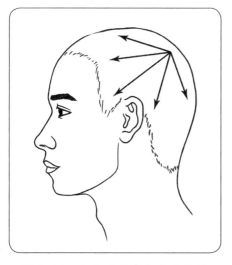

图 1-13　全头部刮痧方法示意图
（侧面观）

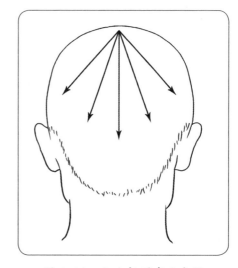

图 1-14　全头部刮痧示意图
（背面观）

（2）面部：面部刮拭应根据面部肌肉的走向，由内向外。因面部出痧影响美观，手法宜轻柔，以不出痧为度，无须涂抹刮痧润滑剂，可用温开水湿润皮肤后刮拭，手法多用补法，刮拭时间宜短，忌重力大面积刮拭。可每天一次。（图 1-15）

前额部：从前额正中线开始，经过印堂、鱼腰、丝竹空等穴位分别朝两侧刮拭，上方刮至前发际，下方刮至眉毛。

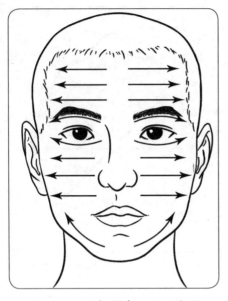

图 1-15 面部刮痧方法示意图

两颧部：由内向外刮拭，经过承泣、四白、下关、听宫、耳门等穴位。

下颌部：以承浆为中心，经过地仓、大迎、颊车等穴位，分别向两侧刮拭。

【适应证】刮拭面部有美容、养颜、祛斑的功效，可预防和治疗颜面五官科的疾病，如眼病、鼻病、耳病、面瘫、色斑、痤疮等。

（3）颈项部：刮拭颈项部大椎穴时，用力要轻柔，用补法，可用刮板棱角刮拭，以出痧为度。刮颈部两侧风池至肩井时要采用长刮法，一次到位，中途不停顿。颈部到肩上肌肉较丰富，用力可重些，即用按压力重、频率慢的手法。（图1-16）

颈项部正中线：从哑门穴刮至大椎穴。

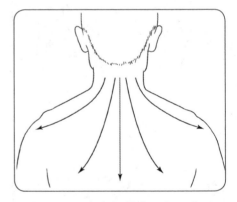

图 1-16 项背部刮痧方法示意图

颈项部两侧：从风池穴开始，经过肩中俞、肩外俞、秉风穴刮至肩井、巨骨穴。

【适应证】颈项部是人体十二正经中的手、足三阳经及督脉循行的必经之路，经常刮拭具有育阴潜阳、补益正气、防治疾病的功效，可主治颈椎病、头痛、感冒、近视、咽炎等疾病。

（4）背部：背部刮拭方向是由上向下，一般先刮背正中线的督脉（从大椎刮至长强），再刮位于正中线旁开 1.5 寸和 3 寸处的两侧膀胱经及位于正中线旁开 0.5 寸的夹脊穴。刮拭背部正中线手法宜轻柔，用补法，不可用力过重，以免伤及脊柱。可用刮板棱角点按棘突之间。背部两侧刮拭时要视患者体质、病情选用补泻手法，用力要均匀，中间不要停顿。（图 1-17、图 1-18）

【适应证】督脉和足太阳膀胱经背部穴位与人体的五脏六腑有联系，故刮拭背部可预防和治疗全身五脏六腑的病症。如刮拭心俞可治疗冠心病、心绞痛等；刮拭肝俞可治疗黄疸、胸胁胀痛等；刮拭胆俞可治疗黄疸、胆囊炎、急慢性肝炎等；刮拭大肠俞可治疗肠鸣、便秘、腹泻、脱肛、痢疾等。背部刮痧还可用于疾病的诊断，如刮拭肾俞部位有压痛和大量痧斑，则表示肾脏有可能发生了病变，其他穴位类推。

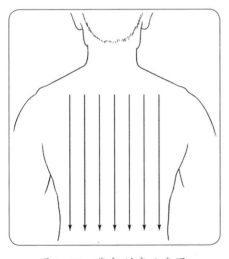

图 1-17　背部刮痧示意图一

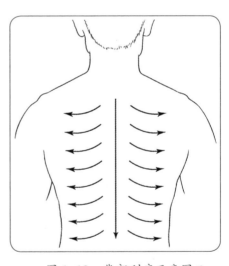

图 1-18　背部刮痧示意图二

（5）胸部：胸部正中线刮拭可从天突穴开始，经过膻中穴向下刮至鸠尾穴。胸部两侧刮拭，从正中线由内向外，先左后右，用刮板整个边缘由内向外沿肋骨走向刮拭。刮拭胸部正中线用力要轻柔，不可用力过重，宜用平补平泻法，乳头处禁刮。（图 1-19）

【适应证】主要治疗心肺二脏疾病，如冠心病、心绞痛、心律不齐、慢性支气管炎、支气管哮喘、肺气肿、肺源性心脏病等疾病。另外可预防和治疗妇科乳腺小叶增生、乳腺炎、乳腺癌等疾病。

（6）腹部：刮拭腹部正中线，从鸠尾穴开始，经过中脘穴、关元穴刮至曲骨穴。刮拭腹部两侧，从幽门穴刮至日月穴。空腹或饱餐后禁刮，腹部近期手术者禁刮，肝硬化、肝腹水、肠穿孔患者禁刮，神阙穴禁刮。（图1-20）

【适应证】主治肝、胆、脾、胃、肾、膀胱、大小肠等脏腑病变，如慢性肝炎、胆囊炎、消化性溃疡、呕吐、胃痛、消化不良、慢性肾炎、前列腺炎、前列腺肿大、便秘、泻泄、月经不调、卵巢囊肿、不孕症等。

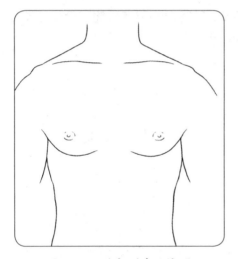

图1-19　胸部刮痧示意图

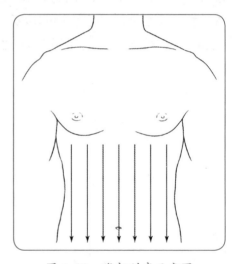

图1-20　腹部刮痧示意图

（7）四肢：刮拭四肢采用长刮法，刮拭距离尽量长。遇到关节部位应抬板，不可重力强刮。四肢皮下如有不明包块、感染、破溃、痣瘤等，刮拭时应避开。对下肢静脉曲张和水肿患者，刮拭方向应从下往上。

上肢内侧：刮拭方向由上向下，尺泽穴可重刮。（图1-21）

上肢外侧：刮拭方向由上向下，在肘关节处可作停顿，或分段刮至外关穴。（图1-22）

下肢内侧：刮拭方向由上向下，经承扶穴至委中穴，由委中穴至跗阳穴，委中穴重刮。（图1-23）

下肢外侧：刮拭方向由上向下，从环跳穴至膝阳关穴，由阳陵泉穴至悬钟穴。

【适应证】四肢刮痧可预防和治疗全身疾病。如刮拭上肢内侧手太阴肺经，可防治呼吸系统的病症；刮拭足阳明胃经，可防治消化系统的疾病。

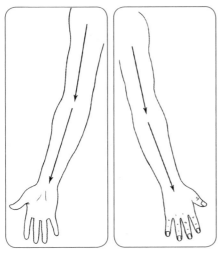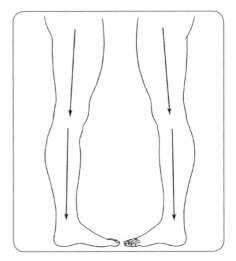

图 1-21　上肢刮　图 1-22　上肢刮　　　图 1-23　下肢刮痧示意图
痧示意图（内侧）　痧示意图（外侧）　　　　　（内外侧）

（8）膝关节：膝关节的结构较为复杂，刮拭时宜用刮板棱角刮拭，以灵活掌握刮拭力度和方向，避免损伤膝关节。膝关节积水患者，不宜局部刮拭，可选取远端穴位刮拭。膝关节后方、后下方刮拭时易起痧疱，宜轻刮。静脉曲张及水肿患者，刮拭方向由下向上。

膝眼部：用刮板棱角先点按膝眼凹陷处，然后向外刮出。

膝关节前部：膝关节以上部分，从伏兔穴开始，经过阴市穴刮至梁丘穴；膝关节以下部分，从犊鼻穴刮至足三里穴。

膝关节内侧部：从血海穴刮至阴陵泉穴。

膝关节外侧部：从阳关穴刮至阳陵泉穴。

膝关节后部：从殷门穴刮至委中、委阳穴，委中穴重刮。

【适应证】主治膝关节病变，如增生性膝关节炎、风湿性关节炎、膝关节韧带损伤、肌腱劳损、髌骨软化等。另外刮拭膝关节部对腰、背部疾病、胃肠疾病也有一定的治疗作用。

5. 人体整体的刮拭顺序

人体整体的刮拭顺序是由上而下，先头部、颈部、背部、腰部，再胸腹部，最后上肢、下肢部。每个部位一般先刮阳经，后刮阴经；先刮人体左侧，再刮人体右侧。

6. 刮痧前的准备工作

（1）选择刮具：刮痧板应边缘光滑，厚薄适中，应仔细检查其边缘有无裂纹，以免刮伤皮肤。

（2）解释说明工作：初诊患者刮痧时，要做好患者的解释说明工作，介绍刮痧的一般常识，以消除患者的顾虑和紧张情绪，树立信心，取得患者的积极配合。

（3）确定刮痧防治方案：刮痧疗法有保健和治疗的双重作用。对于身体本身没有什么疾病而以保健为主要目的的对象，如亚健康状态，刮痧应用力较轻，多使用厚缘，选取具有保健功效的穴位，如大椎、气海、足三里、三阴交等穴位作为重点。对以治疗为目的的患者，则根据患者病情确定刮痧治疗方案，包括选穴、刮痧方法的种类及操作手法的补泻等。临床上患者的病情各异，病程长短不同，病性或寒或热，或虚或实，病势或缓或急。临床施行刮痧治疗前，必须根据患者的具体情况，针对病程长短与病势缓急，分清寒热、虚实后认真制定刮痧治疗方案，才能取得好的治疗效果。

（4）刮痧前的消毒：术者在刮痧前，务必进行消毒工作。消毒包括刮具的消毒、术者双手的消毒及患者待刮皮肤部位的消毒。消毒可用 75% 医用酒精。

7. 刮痧时限与疗程

一般每个部位刮 20~30 次，以使患者能耐受或出痧为度，每次刮拭时间以 20~25 分钟为宜。初次刮痧时间不宜过长，手法不宜过重，不可一味片面追求出痧。每个刮出红色痧点或痧斑的部位必须 7 天后才能再刮，或在此期间可以更换其他部位，直到患处上清平无斑块，病症自然痊愈。通常连续治疗 7~10 次为 1 个疗程，间隔 10 天再进行下 1 个疗程。

8. 刮痧后的反应

刮痧后皮肤表面出现红、紫、黑色的斑点或斑块的现象，称为"出痧"。刮拭半小时后，皮肤表面的痧逐渐融合成片。深部斑块样痧逐步向体表扩散，约 10 多个小时后，皮肤表面逐渐呈青紫色或青黑色。10 多个小时后，皮肤表面逐渐呈青紫色或青黑色。刮痧后 24~48 小时，触摸出痧部位皮肤有痛感，出痧重者局部皮肤表面微微发热。如刮拭手法过重或刮拭时间过长，体质较弱者会出现短暂的疲劳反应和低热，经休息后可很快会恢复正常。刮出的痧一般在 5~7 天后即可消退。消退的时间与病情的轻重、出痧的部位、痧色的深浅有密切关系。一般来说，胸部、背部、上肢的痧，颜色浅的痧及皮肤表面的痧，消退较快；腹部、下肢的痧、颜色深的痧及皮下深部的痧，消退较慢；阳经所出的痧消退较快；阴经所出的痧消退较慢。

9. 晕刮的处理和预防

晕刮就是在刮痧过程中或刮痧过后发生的晕厥现象。患者可出现面色发白、恶心、头上出冷汗、心慌、四肢发冷，严重者出现血压下降，神志昏迷。

晕刮产生的原因

（1）患者对治疗刮痧缺乏了解，精神过度紧张或对疼痛特别敏感。

（2）患者空腹、熬夜及过度疲劳。

（3）术者刮拭手法不当，如体质虚弱、出汗、吐泻过多或失血过多等虚证，采用了泻法刮拭。

（4）刮拭部位过多，时间过长，超过 25 分钟者。

晕刮的处理

（1）应立即停止刮痧治疗，迅速让患者平卧，取头低脚高体位，注意保暖。

（2）抚慰患者勿紧张，饮用一杯温糖开水。

（3）用刮痧板角重刮百会穴，刮板棱角轻按人中穴，重刮内关、足三里和涌泉穴。静卧片刻患者即可缓解。仍未恢复者，可考虑采用现代急救措施。

（1）对初次接受刮痧治疗者，应做好解释说明工作，消除患者紧张情绪。

（2）选择正确的刮痧体位，使患者感觉舒适。

（3）避免空腹、过度疲劳、熬夜后刮痧。

晕刮的预防措施

（4）根据患者体质选用适当的刮拭手法。对体质虚弱、出汗、吐泻过多、失血过多等虚证，宜用补法。

（5）治疗刮痧部位宜少而精，每次刮痧时间不超过 25 分钟。

（6）在刮痧过程中，要多询问患者的感觉，注意观察患者的表情反应，及时发现晕刮的先兆，以便及时采取措施，防止晕刮的发生。

10. 刮痧的注意事项

（1）刮痧治疗时皮肤需暴露，且刮痧时皮肤局部汗孔开泄，病邪之气也随之外排，但风寒之邪也可从开泄的汗孔侵袭人体，不仅会影响治疗效果，还会引发新的疾病。因此刮痧治疗的环境要注意避风保暖，室温保持在 25℃为宜，尽量减少暴露皮肤；夏季不可在风扇前和空调风口前刮痧；室内要安静卫生。

（2）选择合适的刮痧体位，以利于刮痧的操作和防止晕刮。

刮痧术前的注意事项

（3）刮痧前应该严格消毒，防止交叉感染，术者的指甲要剪平。

（4）操作前应在刮痧部位涂抹刮痧膏或乳液等，以减少摩擦的阻力，使皮肤光滑。

（5）刮拭前一定要做好向患者的解释说明工作，消除其紧张恐惧心理，取得患者配合。

（6）勿在患者过饥、过饱及过度紧张的情况下进行刮痧治疗。

（1）刮拭手法要用力均匀，以患者能耐受为度，以出痧为止。

（2）婴幼儿、年老体弱者，刮拭手法宜轻柔。

（3）不可片面追求出痧而用重手法或延长刮痧时间。出痧多少受患者体质、病情、患者服药情况以及室内的温度等多方面因素的影响。一般情况下，血瘀证、实证、热证出痧多；虚证、寒证出痧少；服药多者特别是服用激素类药物后，不易出痧；肥胖之人与肌肉丰厚者不易出痧；阳经较阴经容易出痧；室温较低时不易出痧。

（4）刮拭过程中，要经常询问患者的感受，观察患者的表情反应。如果出现晕刮，应立即停止刮痧，采取相应的处理措施。

（1）刮痧完毕后，用干净的医用棉球擦干患者身上的水渍、油质、润滑剂等，让患者穿上衣服休息15分钟左右。

（2）刮痧治疗使汗孔开泄，要消耗体内津液，患者会感到干渴，应喝一两杯温水。

（3）刮痧治疗后，切勿吹风受凉，若有出汗要及时擦干，一般要在刮痧3小时后方可洗浴。

三、刮痧疗法的适应证、禁忌证

刮痧疗法同其他任何一种疗法一样，都不是万能的，有它的适应证和禁忌证。有些病症可以单独采用刮痧疗法；有些病症以刮痧疗法为主，辅以其他疗法；有些病症禁忌刮痧或刮痧只起辅助治疗作用。因此，熟悉和掌握刮痧疗法的适应证和禁忌证是十分必要的，对提高临床疗效、避免滥用及不良后果是大有帮助的。

（一）刮痧疗法的适应证

刮痧疗法临床应用广泛，凡针灸、推拿疗法适用的疾病均可使用刮痧治疗。刮痧适用于包括内科、外科、妇产科、儿科、五官科、皮肤科等各科疾病的治疗。另外，刮痧还有预防疾病和保健强身的功效。

1 内科疾病

感冒、支气管炎、支气管哮喘、肺炎、心律失常、高血压、低血压、冠心病、肺源性心脏病、急慢性胃炎、肠炎、胃下垂、消化性溃疡、胃食管反流病、便秘、肝炎、胆囊炎、胆石症、泌尿系结石、慢性肾盂肾炎、前列腺炎、前列腺增生症、糖尿病、甲状腺功能亢进症、甲状腺功能减退症、肥胖症、中暑、面神经麻痹、脑卒中后遗症、三叉神经痛、失眠、癫痫、早泄、阳痿、不育症等疾病。

2 外科疾病

以疼痛为主要症状的各种外科病症，如颈椎病、落枕、腰椎间盘突出症、急性腰扭伤、慢性腰肌劳损、肩关节周围炎、踝关节扭伤、坐骨神经痛、网球肘等疾病。

3 妇产科疾病

如痛经、闭经、月经不调、经前紧张征、围绝经期综合征、乳腺增生症、慢性盆腔炎、女性不孕症、产后缺乳、产后腹痛、产后发热、产后便秘等疾病。

4 儿科疾病

如小儿支气管炎、腮腺炎、小儿高热、小儿惊风、小儿厌食症、小儿营养不良、小儿腹泻、小儿遗尿、小儿夜啼、儿童多动症等疾病。

5 五官科疾病

如急慢性鼻炎、慢性咽炎、鼻衄、咽神经官能症、牙痛、口腔溃疡、耳鸣、白内障、沙眼等疾病。

6 皮肤科疾病

如神经性皮炎、湿疹、荨麻疹、痤疮、白癜风、色斑、斑秃等疾病。

7 保健强身

可预防疾病、促进病后恢复、消除疲劳、减肥美容。

（二）刮痧疗法的禁忌证

1. 禁忌证

（1）有出血倾向的疾病，如血小板减少症、过敏性紫癜、白血病、血友病等，以及有凝血障碍的患者。

（2）危重病症，如急性传染病、严重心脏病。

（3）新发生的骨折部位不宜刮痧。外科手术瘢痕处应在手术后2个月，方可局部刮痧。恶性肿瘤患者手术后，瘢痕处慎刮。

（4）传染性皮肤病不宜刮痧，如疖肿、痈疮、瘢痕、破溃、性传染性皮肤病、不明原因的皮肤包块等，病灶部位禁刮。

（5）年老体弱、空腹、过度疲劳、熬夜过度者，不宜刮痧。

（6）对刮痧过度紧张恐惧或过敏者。

（6）孕妇、经期妇女的下腹部及三阴交穴、合谷穴、昆仑穴、至阴穴等禁止刮痧。

2. 禁刮部位

（1）皮肤有疖肿、痈、瘢痕、溃疡，原因不明的包块、黑痣处等，或患有传染性皮肤病的病灶部位处。

（2）急性创伤、扭挫伤的局部。

（3）大血管分布处，特别是颈总动脉、心尖搏动处。

（4）眼睛、耳孔、鼻孔、舌、口唇等五官处，前后二阴，肚脐（神阙穴）等处。

（5）孕妇、经期妇女，下腹部及三阴交穴、合谷穴、昆仑穴、至阴穴等禁止刮痧。

（6）小儿囟门未合时，头颈部禁刮。

（7）对尿潴留患者的小腹部慎用重刮。

四、刮痧疗法的选经取穴原则

刮痧治疗是采用刮拭体表经络穴位的方法，因而经穴的选用，配方的组成直接决定着疗效的好坏。刮痧经穴配方是根据中医学理论尤其是经络腧穴理论，在辨证论治思想的指导下，结合腧穴的功能特性和刮痧的特点，从全身的经穴中选出针对病症有效的经穴而组成的。

1 局部选穴

局部选穴是指选取病变局部或临近部位腧穴，是腧穴局部治疗作用的体现，多用于局部症状明显的病症。如肾病取肾俞穴、志室穴；鼻病取迎香穴；口齿病取大迎穴、承浆穴；胃痛取中脘穴、梁门穴；肝病取期门穴、章门穴；偏头痛取头部两侧的太阳穴、头维穴等。

2 远部选穴

远部选穴是指在病变部位所属和相关的经络上，距离病变处较远的部位选取经穴，是"经络所过，主治所及"规律的体现，也是上病取下、下病取上的治疗方法。如脾病取太白穴、三阴交穴；急性腰痛取委中穴；脱肛取百会穴；颈项痛取中渚穴；胃痛取足三里穴；耳病取足临泣穴、外关穴；上牙痛取内庭穴；下牙痛取合谷穴等。

3 随症选穴

随症选穴即对症取经穴，是指针对个别具体的症状，选用一些有特殊功效的腧穴来治疗疾病。如外感发热取大椎穴、合谷穴、曲池穴；身体虚损取关元穴、气海穴、足三里穴；昏迷取人中穴、内关穴、涌泉穴；哮喘取定喘穴；骨骼病取大杼穴；气机病取膻中穴等。

4 痛点选穴（阿是穴）

痛点选穴即选压痛点进行刮痧。临床上应用痛点治疗跌仆、扭伤、痹证等疼痛，均有较好效果。

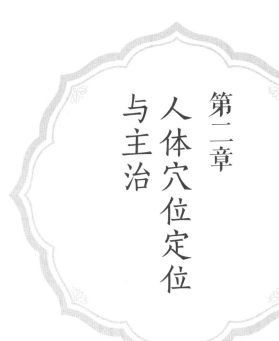

第二章 人体穴位定位与主治

手太阴肺经经穴

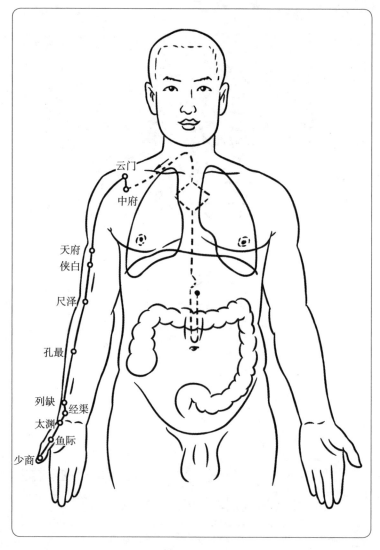

图 2-1　手太阴肺经穴位图

1. 中府

【**标准定位**】在胸部，横平第 1 肋间隙，锁骨下窝外侧，前正中线旁开 6 寸。

【**主治**】胸肺疾患：咳嗽，气喘，咳吐脓血，胸膈胀满。

2. 云门

【标准定位】在胸部，锁骨下窝凹陷中，肩胛骨喙突内缘，前正中线旁开6寸。

【主治】呼吸系统疾病：咳嗽，气喘，胸痛。其他：肩痛。

3. 天府

【标准定位】在臂前区，腋前纹头下3寸，肱二头肌桡侧缘处。

【主治】呼吸系统疾病：咳嗽，气喘。

4. 侠白

【标准定位】在臂前区，腋前纹头下4寸，肱二头肌桡侧缘处。

【主治】呼吸系统疾病：咳嗽，气喘，烦满。其他：上臂内侧神经痛。

5. 尺泽

【标准定位】在肘区，肘横纹上，肱二头肌腱桡侧缘凹陷中。

【主治】肺部疾患：咳嗽，气喘，咯血，胸部胀满。热病：咽喉肿痛，小儿惊风。胃肠疾患：吐泻，绞肠痧。本经脉所过部位的疾患：肘臂挛痛。

6. 孔最

【标准定位】在前臂前区，腕掌侧远端横纹上7寸，尺泽与太渊连线上。

【主治】血系疾患：咯血，衄血。

7. 列缺

【标准定位】在前臂，腕掌侧远端横纹上1.5寸，拇短伸肌腱与拇长展肌腱之间，拇长展肌腱沟的凹陷。

【主治】肺系疾患：咳嗽，气喘，少气不足以息。头项五官疾患：偏正头痛，项强，咽喉痛。

8. 经渠

【标准定位】在前臂前区，腕掌侧远端横纹上1寸，桡骨茎突与桡动脉之间。

【主治】肺系疾患：咳嗽，气喘，喉痹。胸部疾患：胸部胀满，胸背痛。本经脉所过部位的疾患：掌中热。其他：无脉症。

9. 太渊

【标准定位】在腕前区，桡骨茎突与舟状骨之间，拇长展肌腱尺侧凹陷中。

【主治】无脉症。

10. 鱼际

【标准定位】在手外侧，第 1 掌骨桡侧中点赤白肉际处。

【主治】咽喉肿痛。

11. 少商

【标准定位】在手指，拇指末节桡侧，指甲根角侧上方 0.1 寸（指寸）。

【主治】肺系疾患：喉痹。神志疾患：中风昏迷，小儿惊风。其他；热病，中暑呕吐。

手太阴肺经穴位见图 2–1。

手阳明大肠经经穴

1. 商阳

【标准定位】在手指，食指末节桡侧，指甲根角侧上方 0.1 寸（指寸）。

【主治】头面部疾患：喉痹。神志疾患：昏厥，中风昏迷。热病：热病汗不出。

2. 二间

【标准定位】在手指，第 2 掌指关节桡侧远端赤白肉际处。

【主治】喉痹。

3. 三间

【标准定位】在手指，第 2 掌指关节桡侧近端凹陷中。

【主治】咽喉肿痛，身热胸闷。

4. 合谷

【标准定位】在手背，第 2 掌骨桡侧的中点处。

【主治】热性病：热病无汗。头面五官疾患：头痛目眩，鼻塞，鼻衄，鼻渊，耳聋耳鸣，目赤肿痛，眼睑下垂，牙痛，龈肿，咽喉肿痛，口疮，口噤，口眼歪斜，舌痛。胃肠疾患：胃腹痛，便秘，痢疾。妇人疾患：月经不调，痛经，经闭，滞产，胎衣不下，恶露不止，乳少。止痛要穴。化痰要穴。其他：瘾疹，皮肤瘙痒，荨麻疹。

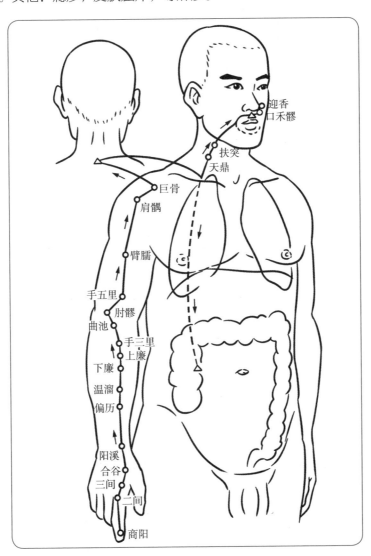

图 2-2　手阳明大肠经穴位图

5. 阳溪

【标准定位】在腕区，腕背侧远端横纹桡侧，桡骨茎突远端，解剖学"鼻烟窝"凹陷中。

【主治】头面、五官疾患：目赤肿痛。神志病：热病心烦。

6. 偏历

【标准定位】在前臂，腕背侧远端横纹上 3 寸，阳溪与曲池连线上。

【主治】五官疾患：耳聋，耳鸣，鼻衄。胃肠疾患：肠鸣腹痛。

7. 温溜

【标准定位】在前臂，腕横纹上 5 寸，阳溪与曲池连线上。

【主治】外感疾患：寒热头痛。头面五官疾患：面赤肿，口舌痛。

8. 下廉

【标准定位】在前臂，肘横纹下 4 寸，阳溪与曲池连线上。

【主治】胃肠疾患：腹痛，腹胀。本经脉所过部位的疾患：上肢不遂，手肘肩无力。

9. 上廉

【标准定位】在前臂，肘横纹下 3 寸，阳溪与曲池连线上。

【主治】胃肠疾患：腹痛，腹胀，吐泻，肠鸣。本经脉所过部位的疾患：手臂肩膊肿痛，上肢不遂。

10. 手三里

【标准定位】在前臂，肘横纹下 2 寸，阳溪与曲池连线上。

【主治】胃肠疾患：腹痛。本经脉所过部位的疾患：手臂肿痛，上肢不遂。另：弹拨手三里对消除针刺不当引起的不适感有效。

11. 曲池

【标准定位】在肘区，尺泽与肱骨外上髁上连线的中点处。

【主治】外感疾患：咽喉肿痛，咳嗽，气喘，热病。胃肠疾患：腹痛，吐泻，痢疾，肠痈，便秘。头面疾患：齿痛，目赤痛，目不明。皮肤病：疮，疥，瘾疹，丹毒。神志疾患：心中烦满，癫狂，善惊，头痛。本经脉所过部位的疾患：手臂肿痛，上肢不遂，手肘肩无力，臂神经疼痛。其他：高血压。

12. 肘髎

【标准定位】在肘区，肱骨外上髁上缘，髁上嵴的前缘。

【主治】肩臂肘疼痛，上肢麻木，拘挛，嗜卧。

13. 手五里

【标准定位】在臂部，肘横纹上3寸，曲池与肩髃连线上。

【主治】本经脉所过部位的疾患：手臂肿痛，上肢不遂。其他：疟疾，瘰疬。

14. 臂臑

【标准定位】在臂部，曲池上7寸，三角肌前缘处。

【主治】瘰疬。

15. 肩髃

【标准定位】在肩峰前下方，肩峰与肱骨大结节之间凹陷处。

【主治】上肢疾患：肩臂痛，手臂挛急，肩痛，半身不遂。

16. 巨骨

【标准定位】在肩胛区，锁骨肩峰端与肩胛冈之间凹陷中。

【主治】上肢疾患：肩臂痛，手臂挛急，半身不遂。

17. 天鼎

【标准定位】在颈部，横平环状软骨，胸锁乳突肌后缘。

【主治】呼吸系统疾病：咳嗽，气喘，咽喉肿痛，暴喑。其他：瘰疬，诸瘿，梅核气。

18. 扶突

【标准定位】在胸锁乳突区，横平喉结，胸锁乳突肌的前、后缘中间。

【主治】呼吸系统疾病：咳嗽，气喘，咽喉肿痛，暴喑。其他：瘰疬，诸瘿，梅核气，呃逆。

19. 口禾髎

【标准定位】在面部，横平人中沟上1/3与下2/3交点，鼻孔外缘直下。

【主治】鼻塞流涕，鼻衄，口㖞。

20. 迎香

【标准定位】在面部，鼻翼外缘中点，鼻唇沟中。

【主治】鼻部疾患：鼻塞，不闻香臭，鼻衄，鼻渊。其他：胆道蛔虫。

手阳明大肠经穴位见图 2-2。

足阳明胃经经穴

1. 承泣

【标准定位】在面部，眼球与眶下缘之间，瞳孔直下。

【主治】面目疾患：目赤肿痛，迎风流泪，口眼㖞斜。

2. 四白

【标准定位】在面部，眶下孔处。

【主治】目赤痛痒，迎风流泪，眼睑𥆧动，口眼㖞斜。

3. 巨髎

【标准定位】在面部，横平鼻翼下缘，瞳孔直下。

【主治】口眼㖞斜，眼睑𥆧动，鼻衄。

4. 地仓

【标准定位】在面部，口角旁开 0.4 寸（指寸）。

【主治】口角㖞斜，流涎，眼睑𥆧动。

5. 大迎

【标准定位】在面部，下颌角前方，咬肌附着部的前缘凹陷中，面动脉搏动处。

【主治】口角㖞斜，失音。

6. 颊车

【标准定位】在面部，下颌角前上方一横指（中指）。

【主治】口眼㖞斜，牙关紧闭，齿痛。

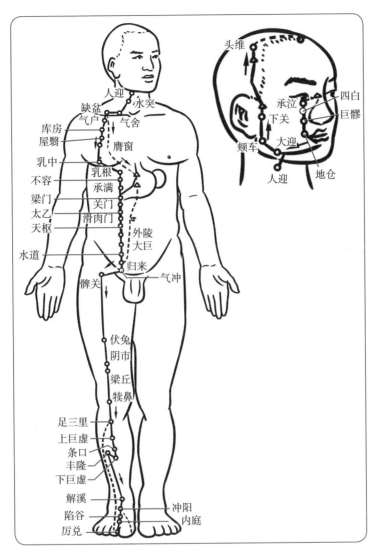

图 2-3　足阳明胃经穴位图

7. 下关

【标准定位】在面部，颧弓下缘中央与下颌切迹之间凹陷处。

【主治】口眼㖞斜，齿痛，口噤。

8. 头维

【标准定位】在头部，额角发际直上 0.5 寸，头正中线旁开 4.5 寸处。

【主治】偏正头痛，目眩。

9. 人迎

【标准定位】在颈部，横平喉结，胸锁乳突肌前缘，颈总动脉搏动处。

【主治】胸满气逆，咽喉肿痛，瘰疬，高血压。

10. 水突

【标准定位】在颈部，横平环状软骨，胸锁乳突肌的前缘。

【主治】呼吸喘鸣，咽喉肿痛。

11. 气舍

【标准定位】在胸锁乳突肌区，锁骨上小窝，锁骨胸骨端上缘，胸锁乳突肌的胸骨头与锁骨头中间的凹陷中。

【主治】呼吸喘鸣，咽喉肿痛。

12. 缺盆

【标准定位】在颈外侧区，锁骨上大窝，锁骨上缘凹陷中，前正中线旁开4寸。

【主治】呼吸喘鸣，咽喉肿痛。

13. 气户

【标准定位】在胸部，锁骨下缘，前正中线旁开4寸。

【主治】呼吸喘鸣，咽喉肿痛。

14. 库房

【标准定位】在胸部，第1肋间隙，前正中线旁开4寸。

【主治】胸肺疾患：胸满气逆，呼吸喘鸣，胸胁胀痛，咳嗽喘息。

15. 屋翳

【标准定位】在胸部，第2肋间隙，前正中线旁开4寸。

【主治】胸肺疾患：胸满气逆，呼吸喘鸣，胸胁胀痛，咳嗽喘息。

16. 膺窗

【标准定位】在胸部，第3肋间隙，前正中线旁开4寸。

【主治】胸肺疾患：胸满气逆，呼吸喘鸣，咳嗽喘息。其他：乳痈。

17. 乳中

【标准定位】在胸部，乳头中央。

【主治】现代常以此穴作为胸部取穴标志，不做针灸治疗。

18. 乳根

【标准定位】在胸部，第 5 肋间隙，前正中线旁开 4 寸。

【主治】呼吸系统疾病：胸痛，胸闷，咳喘。妇产科系统疾病：乳汁不足，乳痈。其他：噎膈。

19. 不容

【标准定位】在上腹部，脐中上 6 寸，前正中线旁开 2 寸。

【主治】消化系统疾病：腹胀，胃痛，呕吐，食欲不振。

20. 承满

【标准定位】在上腹部，脐中上 5 寸，前正中线旁开 2 寸。

【主治】消化系统疾病：胃痛，呕吐，腹胀，肠鸣，食欲不振等。

21. 梁门

【标准定位】在上腹部，脐中上 4 寸，前正中线旁开 2 寸。

【主治】消化系统疾病：胃痛，呕吐，腹胀，肠鸣，食欲不振，便溏，呕血等。

22. 关门

【标准定位】在上腹部，脐中上 3 寸，前正中线旁开 2 寸。

【主治】消化系统疾病：胃痛，呕吐，腹胀，肠鸣，食欲不振。

23. 太乙

【标准定位】在上腹部，脐中上 2 寸，前正中线旁开 2 寸。

【主治】消化系统疾病：胃痛，呕吐，腹胀，肠鸣，食欲不振。

24. 滑肉门

【标准定位】在上腹部，脐中上 1 寸，前正中线旁开 2 寸。

【主治】胃痛，呕吐，腹胀，肠鸣，食欲不振。

25. 天枢

【标准定位】在腹部，横平脐中，前正中线旁开2寸。

【主治】肠胃疾患：呕吐纳呆，腹胀肠鸣，绕脐切痛，脾泄不止，赤白痢疾，便秘。

26. 外陵

【标准定位】在下腹部，脐中下1寸，前正中线旁开2寸。

【主治】胃脘痛，腹痛，腹胀，疝气，痛经等。

27. 大巨

【标准定位】在下腹部，脐中下2寸，前正中线旁开2寸。

【主治】便秘，腹痛，遗精，早泄，阳痿，疝气，小便不利。

28. 水道

【标准定位】在下腹部，脐中下3寸，前正中线旁开2寸。

【主治】便秘，腹痛，小腹胀痛，痛经，小便不利。

29. 归来

【标准定位】在下腹部，脐中下4寸，前下中线旁开2寸。

【主治】腹痛，阴睾上缩入腹，疝气，闭经，白带。

30. 气冲

【标准定位】在腹股沟区，耻骨联合上缘，前正中线旁开2寸，动脉搏动处。

【主治】阳痿，疝气，不孕，腹痛，月经不调。

31. 髀关

【标准定位】在股前区，股直肌近端、缝匠肌与阔筋膜张肌3条肌肉之间凹陷中。

【主治】腰膝疼痛，下肢酸软麻木。

32. 伏兔

【标准定位】在股前区，髌底上6寸，髂前上棘与髌底外侧端的连线上。

【主治】腰膝疼痛，下肢酸软麻木，足麻不仁。

33. 阴市

【标准定位】在股前区，髌底上 3 寸，股直肌肌腱外侧缘。

【主治】腿膝冷痛，麻痹，下肢不遂。

34. 梁丘

【标准定位】在股前区，髌底上 2 寸，股外侧肌与股直肌肌腱之间。

【主治】胃脘疼痛，肠鸣泄泻，膝脚腰痛。

35. 犊鼻

【标准定位】在膝前区，髌韧带外侧凹陷中。

【主治】膝部痛，膝脚腰痛，冷痹不仁。

36. 足三里

【标准定位】在小腿前外侧，犊鼻下 3 寸，犊鼻与解溪连线上。

【主治】肚腹疾患：胃痛，呕吐，腹胀，肠鸣，消化不良，泄泻，便秘，痢疾，霍乱遗矢，疳积。心神疾患：心烦，心悸气短，不寐，癫狂，妄笑，中风。胸肺疾患：喘咳痰多，喘息，虚痨，咯血。泌尿系统疾患：小便不利，遗尿，疝气。妇人疾患：乳痈，妇人血晕，子痫，妊娠恶阻，赤白带下，痛经，滞产，产后腰痛，妇人脏躁。经脉所过部位的疾患：膝胫酸痛，下肢不遂，脚气。心血管疾病：高血压。强壮穴：真气不足，脏气虚惫，五痨七伤。其他：水肿，头晕，鼻疾，耳鸣，眼目诸疾。

37. 上巨虚

【标准定位】在小腿外侧，犊鼻下 3 寸，犊鼻与解溪连线上。

【主治】泄泻，便秘，腹胀，肠鸣，肠痈。

38. 条口

【标准定位】在小腿外侧，犊鼻下 8 寸，犊鼻与解溪连线上。

【主治】肩背痛等。

39. 下巨虚

【标准定位】在小腿外侧，犊鼻下9寸，犊鼻与解溪连线上。

【主治】肠鸣腹痛。

40. 丰隆

【标准定位】在小腿外侧，外踝尖上8寸，胫骨前肌的外缘。

【主治】脾胃疾患：痰涎，胃痛，大便难。神志疾患：癫狂，善笑，痫证，多寐，脏躁，梅核气。心胸肺疾患：咳逆，哮喘。

41. 解溪

【标准定位】在踝区，踝关节前面中央凹陷中，拇长伸肌腱与趾长伸肌腱之间。

【主治】踝关节及其周围软组织疾患。

42. 冲阳

【标准定位】在足背，第2跖骨基底部与中间楔状骨关节处，可触及足背动脉。

【主治】善惊，狂疾。

43. 陷谷

【标准定位】在足背，第2、3跖骨间，第2跖趾关节近端凹陷中。

【主治】足背肿痛。

44. 内庭

【标准定位】在足背，第2、3趾间，趾蹼缘后方赤白肉际处。

【主治】胃肠疾患：腹痛，腹胀，泄泻，痢疾。头面疾患：齿痛，头面痛，口喝，喉痹，鼻衄。热病：壮热不退。神志疾患：心烦，失眠多梦，狂证。本经脉所过部位的疾患：足背肿痛、趾跖关节痛。

45. 厉兑

【标准定位】在足趾，第2趾末节外侧，趾甲根角侧后方0.1寸（指寸）。

【主治】梦多。

足阳明胃经穴位见图2-3。

足太阴脾经经穴

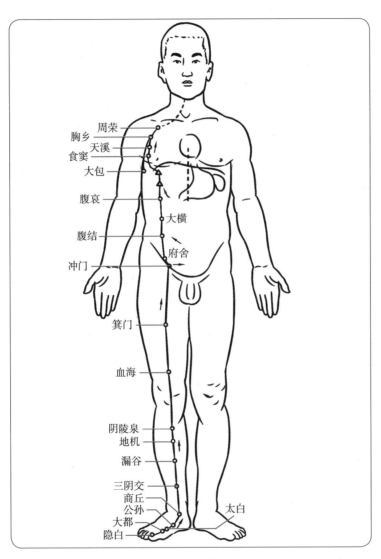

周荣
胸乡
天溪
食窦
大包
腹哀
大横
腹结
府舍
冲门
箕门
血海
阴陵泉
地机
漏谷
三阴交
商丘
公孙
大都
隐白
太白

图 2-4　足太阴脾经穴位图

1. 隐白

【**标准定位**】在足趾，大趾末节内侧，趾甲根角侧后方 0.1 寸（指寸）。

【**主治**】血证：月经过时不止，崩漏。脾胃疾患：腹胀，暴泄。神志疾患：多梦。为十三鬼穴之一，统治一切癫狂病。临床上治疗血证效果较好。

2. 大都

【标准定位】在足趾，第1跖趾关节远端赤白肉际凹陷中。

【主治】腹胀，腹痛，胃疼。

3. 太白

【标准定位】在跖区，第1跖趾关节近端赤白肉际凹陷中。

【主治】胃痛，腹胀，腹痛，肠鸣，呕吐，泄泻。

4. 公孙

【标准定位】在跖区，第1跖骨底的前下缘赤白肉际处。

【主治】脾胃肠疾患：呕吐，腹痛，胃脘痛，肠鸣，泄泻，痢疾。

5. 商丘

【标准定位】在踝区，内踝前下方，舟骨粗隆与内踝尖连线中点凹陷中。

【主治】两足无力，足踝痛。

6. 三阴交

【标准定位】在小腿内侧，内踝尖上3寸，胫骨内侧缘后际。

【主治】脾胃疾患：脾胃虚弱，肠鸣腹胀，腹痛，泄泻，胃痛、呕吐，呃逆，痢疾。妇人疾患：月经不调，崩漏，赤白带下，经闭，癥瘕，难产，不孕症，产后血晕，恶露不行。肝肾疾患：水肿，小便不利，遗尿，癃闭，阴挺，梦遗，遗精，阳痿，阴茎痛，疝气，睾丸缩腹。精神神经系统疾病：癫痫，失眠，狂症，小儿惊风。皮肤病：荨麻疹。本经脉所过部位的疾患：足痿痹痛，脚气，下肢神经痛或瘫痪。

7. 漏谷

【标准定位】在小腿内侧，内踝尖上6寸，胫骨内侧缘后际。

【主治】肠鸣腹胀，腹痛，水肿，小便不利。

8. 地机

【标准定位】在小腿内侧，阴陵泉下3寸，胫骨内侧缘后际。

【主治】腹胀腹痛，月经不调。

9. 阴陵泉

【标准定位】在小腿内侧，胫骨内侧髁下缘与胫骨内侧缘之间的凹陷中。

【主治】腹痛，腹胀，水肿，小便不利或失禁，遗尿。

10. 血海

【标准定位】在股前区，髌底内侧端上 2 寸，股内侧肌隆起处。

【主治】腹胀，月经不调，荨麻疹。

11. 箕门

【标准定位】在股前区，髌底内侧端与冲门的连线上 1/3 与 2/3 交点，长收肌和缝匠肌交角的动脉搏动处。

【主治】小便不通，遗尿。

12. 冲门

【标准定位】在腹股沟区，腹股沟斜纹中，髂外动脉搏动处的外侧。

【主治】腹痛，腹胀，小便不利。

13. 府舍

【标准定位】在下腹部，脐中下 4.3 寸，前正中线旁开 4 寸。

【主治】腹痛，霍乱吐泻，疝气，腹满积聚。

14. 腹结

【标准定位】在下腹部，脐中下 1.3 寸，前正中线旁开 4 寸。

【主治】绕脐腹痛，泄泻，疝气。

15. 大横

【标准定位】在腹部，脐中旁开 4 寸。

【主治】腹胀，腹痛，痢疾，泄泻，便秘。

16. 腹哀

【标准定位】在上腹部，脐中上 3 寸，前正中线旁开 4 寸。

【主治】绕脐痛，消化不良，便秘，痢疾。

17. 食窦

【标准定位】在胸部，第5肋间隙，前正中线旁开6寸。

【主治】胸胁胀痛，胸引背痛不得卧。

18. 天溪

【标准定位】在胸部，第4肋间隙，前正中线旁开6寸。

【主治】胸部疼痛，咳嗽，胸胁胀痛。

19. 胸乡

【标准定位】在胸部，第3肋间隙，前正中线旁开6寸。

【主治】胸胁胀痛，咳嗽。

20. 周荣

【标准定位】在胸部，第2肋间隙，前正中线旁开6寸。

【主治】胸胁胀满，胁肋痛，咳嗽。

21. 大包

【标准定位】在胸外侧区，第6肋间隙，在腋中线上。

【主治】胸胁痛，气喘。

足太阴脾经穴位见图2-4。

手少阴心经经穴

1. 极泉

【标准定位】在腋区，腋窝中央，腋动脉搏动处。

【主治】心痛，四肢不举。

2. 青灵

【标准定位】在臂前区，肘横纹上3寸，肱二头肌的内侧沟中。

【主治】头痛，肩臂痛。

3. 少海

【标准定位】在肘前区，横平肘横纹，肱骨内上髁前缘。

【主治】心神疾患：心痛，癫狂，善笑，痫证。本经脉所过部位的疾患：

暴喑，肘臂挛痛，麻木。

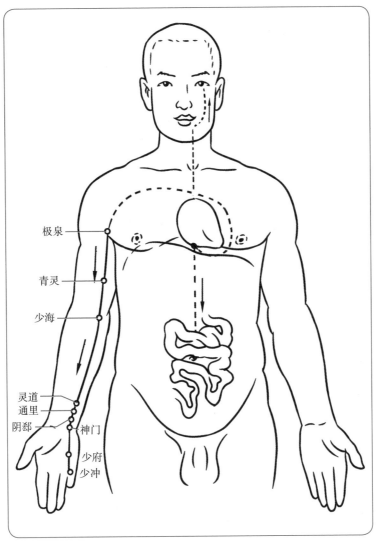

图 2-5　手少阴心经穴位图

4. 灵道

【标准定位】在前臂前区，腕掌侧远端横纹上 1.5 寸，尺侧腕屈肌腱的桡侧缘。

【主治】心痛，手麻不仁。

5. 通里

【标准定位】在前臂前区，腕掌侧远端横纹上1寸，尺侧腕屈肌腱的桡侧缘。

【主治】心痛，头痛，头昏，盗汗。

6. 阴郄

【标准定位】在前臂前区，腕掌侧远端横纹上0.5寸，尺侧腕屈肌腱的桡侧缘。

【主治】心痛，盗汗，失语。

7. 神门

【标准定位】在腕前区，腕掌侧远端横纹尺侧端，尺侧腕屈肌腱的桡侧缘。

【主治】神志疾患：心烦，善忘，不寐，痴呆，癫狂，痫证，头痛头昏。心系疾患：心痛，心悸，怔忡。本经脉所过部位的疾患：目眩，目黄，咽干，失音，手臂寒痛、麻木。其他：喘逆上气，呕血，热病不嗜食。

8. 少府

【标准定位】在手掌，横平第5掌指关节近端，第4、5掌骨之间，。

【主治】心神疾患：心悸，胸痛，善笑，悲恐，善惊。本经所过部位的疾患：掌中热，手小指拘挛，臂神经痛。

9. 少冲

【标准定位】在手指，小指末节桡侧，指甲根角侧上方0.1寸（指寸）。

【主治】癫狂，热病，中风昏迷。

手少阴心经穴位见图2-5。

手太阳小肠经经穴

1. 少泽

【标准定位】在手指，小指末节尺侧，距指甲根角侧上方0.1寸（指寸）。

【主治】中风昏迷，目生翳膜，产后无乳。

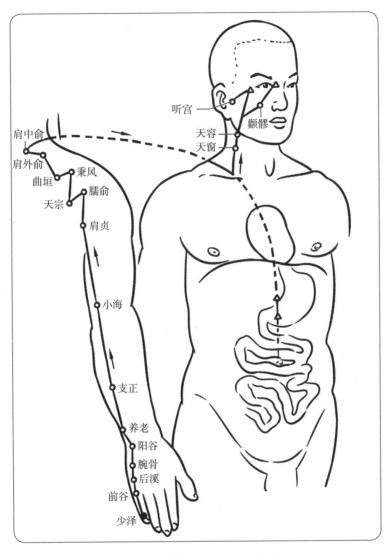

图 2-6 手太阳小肠经穴位图

2. 前谷

【标准定位】在手指，第 5 掌指关节尺侧远端赤白肉际凹陷中。

【主治】头项急痛，颈项不得回顾，臂痛不得举。

3. 后溪

【标准定位】在手内侧，第 5 掌指关节尺侧近端赤白肉际凹陷中。

【主治】外感疾患：热病汗不出寒热，疟疾，黄疸。头面五官疾患：目痛泪出，目中白翳，目赤，目眩，耳鸣，耳聋，鼻塞不利，鼻衄，颊肿，咽肿喉痹。精神神经系统疾病：癫、狂、痫，脏躁，失眠，中风。本经脉所过部位的疾患：头项急痛，颈项不得回顾，颈肩部疼痛，肘臂小指拘急疼痛，身体不遂，臂痛不得举。其他：胸满腹胀，喘息，妇人产后无乳，疟疾。

4. 腕骨

【标准定位】在腕区，第 5 掌骨基底与三角骨之间的赤白肉际凹陷处中。

【主治】黄疸，消渴。

5. 阳谷

【标准定位】在腕后区，尺骨茎突与三角骨之间的凹陷中。

【主治】头痛，臂、腕外侧痛。

6. 养老

【标准定位】在前臂后区，腕背横纹上 1 寸，尺骨头桡侧凹陷中。

【主治】目视不明，急性腰痛。

7. 支正

【标准定位】在前臂后区，腕背侧远端横纹上 5 寸，尺骨尺侧与尺侧腕屈肌之间。

【主治】腰背酸痛，四肢无力。

8. 小海

【标准定位】在肘后区，尺骨鹰嘴与肱骨内上髁之间凹陷中。

【主治】癫狂，痫证。

9. 肩贞

【标准定位】在肩胛区，肩关节后下方，腋后纹头直上 1 寸。

【主治】肩胛痛，手臂麻痛。

10. 臑俞

【标准定位】在肩胛区，腋后纹头直上，肩胛冈下缘凹陷中。

【主治】肩臂酸痛无力，肩肿，颈项瘰疬。

11. 天宗

【标准定位】在肩胛区，肩胛冈中点与肩胛骨下角连线上 1/3 与 2/3 交点凹陷中。

【主治】肩胛痛，乳痈。

12. 秉风

【标准定位】在肩胛区，肩胛冈中点上方冈上窝中。

【主治】肩胛疼痛不举。

13. 曲垣

【标准定位】在肩胛区，肩胛冈内侧端上缘凹陷中。

【主治】肩胛拘挛疼痛，肩胛疼痛不举，上肢酸麻，咳嗽等。

14. 肩外俞

【标准定位】在脊柱区，第 1 胸椎棘突下，后正中线旁开 3 寸。

【主治】肩背酸痛，颈项强急，上肢冷痛等。

15. 肩中俞

【标准定位】在脊柱区，第 7 颈椎棘突下，后正中线旁开 2 寸。

【主治】咳嗽，肩背酸痛，颈项强急。

16. 天窗

【标准定位】在颈部，横平喉结，胸锁乳突肌的后缘。

【主治】咽喉肿痛，暴喑不能言。

17. 天容

【标准定位】在颈部，下颌角后方，胸锁乳突肌的前缘凹陷中。

【主治】咽喉肿痛，头项痈肿。

18. 颧髎

【标准定位】在面部，颧骨下缘，目外眦直下凹陷中。

【主治】面痛，眼睑𥆧动，口㖞，龈肿齿痛。

19. 听宫

【标准定位】在面部，耳屏正中与下颌骨髁突之间的凹陷中。

【主治】耳鸣，耳聋，聤耳。

手太阳小肠经穴位见图 2-6。

足太阳膀胱经经穴

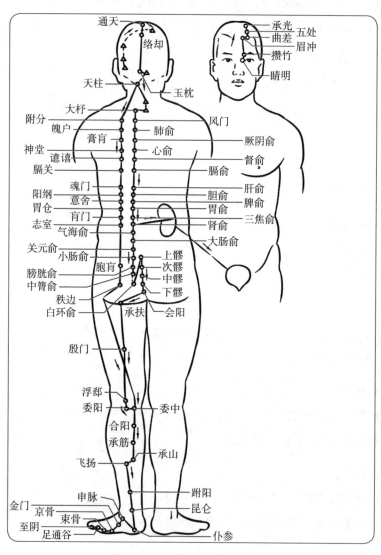

图 2-7　足太阳膀胱经穴位图

1. 晴明

【标准定位】在面部，目内眦内上方眶内侧壁凹陷中。

【主治】眼科疾病：目赤肿痛，迎风流泪，内眦痒痛，胬肉攀睛，目翳，目视不明，近视，夜盲，色盲等。其他：急性腰扭伤，坐骨神经痛。

2. 攒竹

【标准定位】在面部，眉头凹陷中，额切迹处。

【主治】神经系统疾病：头痛，眉棱骨痛，眼睑𝜃动，口眼㖞斜。五官科系统疾病：目赤肿痛，迎风流泪，近视，目视不明等。其他：腰背肌扭伤，膈肌痉挛。

3. 眉冲

【标准定位】在头部，额切际直上入发际 0.5 寸。

【主治】眩晕，头痛，鼻塞，目视不明。

4. 曲差

【标准定位】在头部，前发际正中直上 0.5 寸，旁开 1.5 寸。

【主治】头痛，鼻塞，鼻衄。

5. 五处

【标准定位】在头部，前发际正中直上 1.0 寸，旁开 1.5 寸。

【主治】小儿惊风，头痛，目眩，目视不明。

6. 承光

【标准定位】在头部，前发际正中直上 2.5 寸，旁开 1.5 寸。

【主治】头痛，目痛，目眩，目视不明等。

7. 通天

【标准定位】在头部，前发际正中直上 4.0 寸，旁开 1.5 寸处。

【主治】头痛，头重。

8. 络却

【标准定位】在头部，前发际正中直上 5.5 寸，旁开 1.5 寸。

【主治】口㖞，眩晕，癫狂，痫证，鼻塞，目视不明，项肿，瘿瘤。

9. 玉枕

【标准定位】在头部，后发际正中直上 2.5 寸，旁开 1.3 寸。

【主治】头痛。

10. 天柱

【标准定位】在颈后区，横平第 2 颈椎棘突上际，斜方肌外缘凹陷中。

【主治】头痛，项强，肩背痛。

11. 大杼

【标准定位】在脊柱区，第 1 胸椎棘突下，后正中线旁开 1.5 寸。

【主治】颈项强，肩背痛，喘息，胸胁支满。

12. 风门

【标准定位】在脊柱区，第 2 胸椎棘突下，后正中线旁开 1.5 寸。

【主治】伤风咳嗽，发热头痛。

13. 肺俞

【标准定位】在脊柱区，第 3 胸椎棘突下，后正中线旁开 1.5 寸。

【主治】咳嗽上气，胸满喘逆，脊背疼痛。

14. 厥阴俞

【标准定位】在脊柱区，第 4 胸椎棘突下，后正中线旁开 1.5 寸。

【主治】心痛，心悸，胸闷。

15. 心俞

【标准定位】在脊柱区，第 5 胸椎棘突下，后正中线旁开 1.5 寸。

【主治】心胸疾患：胸引背痛，心痛，心悸，心烦胸闷，气喘，咳嗽咯血。神志疾患：癫狂，痫证，失眠，健忘，悲愁恍惚。胃肠疾患：呕吐不食，噎膈。循行疾患：肩背痛，痈疽发背。其他：梦遗，盗汗，溲浊。

16. 督俞

【标准定位】在脊柱区，第 6 胸椎棘突下，后正中线旁开 1.5 寸。

【主治】心痛，腹痛，腹胀，肠鸣，呃逆。

17. 膈俞

【标准定位】在脊柱区，第7胸椎棘突下，后正中线旁开1.5寸。

【主治】血证：咯血，衄血，便血，产后败血冲心。心胸疾患：心痛，心悸，胸痛，胸闷。脾胃疾患：呕吐，呃逆。肺系疾患：盗汗。皮肤病：荨麻疹。

18. 肝俞

【标准定位】在脊柱区，第9胸椎棘突下，后正中线旁开1.5寸。

【主治】肝胆疾患：脘腹胀满，胸胁支满，黄疸结胸，吞酸吐食，饮食不化，心腹积聚痞。神志疾患：癫狂，痫证。眼病：目赤痛痒，胬肉攀睛，目生白翳，雀目，青盲，目视不明。血证：咯血，吐血，鼻衄。经筋病：颈项强痛，腰背痛，寒疝。妇人疾患：月经不调，闭经，痛经。其他：头痛、眩晕。

19. 胆俞

【标准定位】在脊柱区，第10胸椎棘突下，后正中线旁开1.5寸。

【主治】黄疸，肺痨。

20. 脾俞

【标准定位】在脊柱区，第11胸椎棘突下，后正中线旁开1.5寸。

【主治】脾胃肠疾患：腹胀，呕吐，泄泻，痢疾，完谷不化，噎膈，胃痛。血证：吐血，便血，尿血。其他：消渴。

21. 胃俞

【标准定位】在脊柱区，第12胸椎棘突下，后正中线旁开1.5寸。

【主治】胃脘痛，反胃，呕吐，肠鸣，泄泻，痢疾，小儿疳积。

22. 三焦俞

【标准定位】在脊柱区，第1腰椎棘突下，后正中线旁开1.5寸。

【主治】水肿，小便不利，遗尿，腹水，肠鸣泄泻。

23. 肾俞

【标准定位】在脊柱区，第2腰椎棘突下，后正中线旁开1.5寸。

【主治】遗精，阳痿，月经不调，白带，不孕；遗尿，小便不利，水肿，腰膝酸痛；目昏，耳鸣，耳聋。

24. 气海俞

【标准定位】在脊柱区，第 3 腰椎棘突下，后正中线旁开 1.5 寸。

【主治】痛经，痔漏，腰痛，腿膝不利。

25. 大肠俞

【标准定位】在脊柱，第 4 腰椎棘突下，后正中线旁开 1.5 寸。

【主治】腹痛，腹胀，泄泻，肠鸣，便秘，痢疾，腰脊强痛等。

26. 关元俞

【标准定位】在脊柱区，第 5 腰椎棘突下，后正中线旁开 1.5 寸。

【主治】腹胀，泄泻，小便不利，遗尿，腰痛。

27. 小肠俞

【标准定位】在骶区，横平第 1 骶后孔，骶正中嵴旁 1.5 寸。

【主治】痢疾，泄泻，疝气，痔疾。

28. 膀胱俞

【标准定位】在骶区，横平第 2 骶后孔，骶正中嵴旁 1.5 寸。

【主治】小便赤涩，癃闭，遗尿，遗精。

29. 中膂俞

【标准定位】在骶区，横平第 3 骶后孔，骶正中嵴旁 1.5 寸。

【主治】腰脊强痛，消渴，疝气，痢疾。

30. 白环俞

【标准定位】在骶区，横平第 4 骶后孔，骶正中嵴旁 1.5 寸。

【主治】白带，月经不调，疝气，遗精，腰腿痛。

31. 上髎

【标准定位】在骶区，正对第 1 骶后孔中。

【主治】月经不调，带下，遗精，阳痿，阴挺，二便不利，腰骶痛，膝软。

32. 次髎

【标准定位】在骶区，正对第 2 骶后孔中。

【主治】同上髎。

33. 中髎

【标准定位】在骶区，正对第 3 骶孔中。

【主治】同上髎。

34. 下髎

【标准定位】在骶区，正对第 4 骶后孔中。

【主治】同上髎。

35. 会阳

【标准定位】在骶区，尾骨端旁开 0.5 寸。

【主治】泄泻，痢疾，痔疾，便血，阳痿，带下。

36. 承扶

【标准定位】在股后区，臀沟的中点。

【主治】腰、骶、臀、股部疼痛，下肢瘫痪，痔疮。

37. 殷门

【标准定位】在股后区，臀沟下 6 寸，股二头肌与半腱肌之间。

【主治】腰、骶、臀、股部疼痛，下肢瘫痪。

38. 浮郄

【标准定位】在膝后区，腘横纹上 1 寸，股二头肌腱的内侧缘。

【主治】腰、骶、臀、股部疼痛，腘筋挛急，下肢瘫痪。

39. 委阳

【标准定位】在膝部，腘横纹上，股二头肌腱内侧缘。

【主治】小便淋沥，遗溺，癃闭，便秘。

40. 委中

【标准定位】在膝后区，腘横纹中点。

【主治】本经脉所过部位的疾患：腰脊痛，尻股寒，髀枢痛，风寒湿痹，半身不遂，腘筋挛急，脚弱无力，脚气。皮肤疾患：丹毒，疔疮，疖肿，肌衄，皮肤瘙痒。肠胃疾患：腹痛，吐泻。

41. 附分

【标准定位】在脊柱区，第2胸椎棘突下，后正中线旁开3寸。

【主治】肩背拘急疼痛，颈项强痛，肘臂麻木疼痛。

42. 魄户

【标准定位】在脊柱区，第3胸椎棘突下，后正中线旁开3寸。

【主治】肺痨，咳嗽，气喘，项强，肩背痛。

43. 膏肓

【标准定位】在脊柱区，第4胸椎棘突下，后正中线旁开3寸。

【主治】本穴用于治疗各种中医辨证属慢性虚损的病症：肺痨，咳嗽，气喘，盗汗，健忘，遗精，完谷不化。

44. 神堂

【标准定位】在脊柱区，第5胸椎棘突下，后正中线旁开3寸。

【主治】同心俞。

45. 谚语

【标准定位】在脊柱区，第6胸椎棘突下，后正中线旁开3寸处。

【主治】咳嗽，气喘，肩背痛，季胁痛。

46. 膈关

【标准定位】在脊柱区，第7胸椎棘突下，后正中线旁开3寸。

【主治】饮食不下，呕吐，嗳气，胸中噎闷，脊背强痛。

47. 魂门

【标准定位】在脊柱区，第9胸椎棘突下，后正中线旁开3寸处。

【主治】胸胁胀痛，饮食不下，呕吐，肠鸣泄泻，背痛。

48. 阳纲

【标准定位】在脊柱区，第10胸椎棘突下，后正中线旁开3寸。

【主治】泄泻，黄疸，腹痛，肠鸣，消渴。

49. 意舍

【标准定位】在脊柱区，第11胸椎棘突下，后正中线旁开3寸处。

【主治】腹胀，泄泻，呕吐，纳呆。

50. 胃仓

【标准定位】在脊柱区，第12胸椎棘突下，后正中线旁开3寸处。

【主治】胃痛，小儿食积，腹胀，水肿，脊背痛。

51. 肓门

【标准定位】在腰区，第1腰椎棘突下，后正中线旁开3寸处。

【主治】痞块，妇人乳疾，上腹痛，便秘等。

52. 志室

【标准定位】在腰区，第2腰椎棘突下，后正中线旁开3寸处。

【主治】遗精，阳痿，阴痛水肿，小便不利，腰脊强痛。

53. 胞肓

【标准定位】在骶区，横平第2骶后孔，骶正中嵴旁开3寸。

【主治】小便不利，腰脊痛，腹胀，肠鸣，便秘。

54. 秩边

【标准定位】在骶区，横平第4骶后孔，骶正中嵴旁开3寸。

【主治】腰骶痛，下肢痿痹，痔疾，大便不利，小便不利。

55. 合阳

【标准定位】在小腿后区，腘横纹下2寸，腓肠肌内、外侧头之间。

【主治】腰脊痛，下肢酸痛，痿痹，崩漏，带下。

56. 承筋

【标准定位】小腿后区，腘横纹下5寸，腓肠肌两肌腹之间。

【主治】小腿痛，腰脊拘急，转筋，痔疮。

57. 承山

【标准定位】在小腿后区，腓肠肌两肌腹与肌腱交角处。

【主治】痔疮，便秘，腰背疼，腿痛。

58. 飞扬

【标准定位】在小腿后区，昆仑直上 7 寸，腓肠肌外下缘与跟腱移行处。

【主治】腰腿痛，膝胫无力，小腿酸痛。

59. 跗阳

【标准定位】在小腿后区，昆仑直上 3 寸，腓骨与跟腱之间。

【主治】本经脉所过部位的疾患：腰、骶、髋、股后外疼痛。

60. 昆仑

【标准定位】在踝区，外踝尖与跟腱之间的凹陷中。

【主治】头痛，腰骶疼痛。

61. 仆参

【标准定位】在跟区，昆仑直下，跟骨外侧，赤白肉际处。

【主治】下肢痿弱，足跟痛。

62. 申脉

【标准定位】在踝区，外踝尖直下，外踝下缘与跟骨之间凹陷中。

【主治】神志疾患：失眠，癫狂，痫证，中风不省人事。头面五官疾患：偏正头痛，眩晕。

63. 金门

【标准定位】在足背，外踝前缘直下，第 5 跖骨粗隆后方，骰骨下缘凹陷中。

【主治】头风，足部扭伤。

64. 京骨

【标准定位】在跖区，第 5 跖骨粗隆前下方，赤白肉际处。

【主治】头痛，眩晕。

65. 束骨

【标准定位】在跖区，第 5 跖趾关节的近端，赤白肉际处。

【主治】头痛，目赤，痔疮，下肢后侧痛。

66. 足通谷

【标准定位】在足趾，第 5 跖趾关节的远端，赤白肉际处。

【主治】头痛。

67. 至阴

【标准定位】在足趾，小趾末节外侧，趾甲根角侧后方 0.1 寸（指寸）。

【主治】胎位不正，难产。

足太阳膀胱经穴位见图 2-7。

足少阴肾经经穴

1. 涌泉

【标准定位】在足底，屈足卷趾时足心最凹陷处。

【主治】神志疾患：尸厥，癫狂，痫证，善恐，善忘，小儿惊风。头面五官疾患：头痛，头晕，目眩，舌干，咽喉肿痛，鼻衄，暗不能言。胸肺疾患：喘逆，咳嗽短气，咯血，肺痨。前阴疾患：阳痿，经闭，难产，妇人无子。本经脉所过部位的疾患：足心热，五趾尽痛，下肢瘫痪，奔豚气。

2. 然谷

【标准定位】在足内侧，足舟骨粗隆下方，赤白肉际处。

【主治】月经不调，胸胁胀满。

3. 太溪

【标准定位】在踝区，内踝尖与跟腱之间的凹陷中。

【主治】肾脏疾患：遗尿、癃闭、淋证，遗精，阳痿，小便频，水肿。妇人疾患：月经不调，经闭，带下，不孕。胸肺疾患：咳嗽，气喘，咯血。神志疾患：失眠，健忘，神经衰弱。五官疾患：头痛，牙痛，咽喉肿痛，暴喑，鼻衄不止，耳鸣耳聋，青盲，夜盲，口中热。本经脉所过部位的疾患：内踝肿痛，足跟痛，下肢厥冷，腰痛，厥脊痛。其他：虚劳，脱证，脱发，消渴。

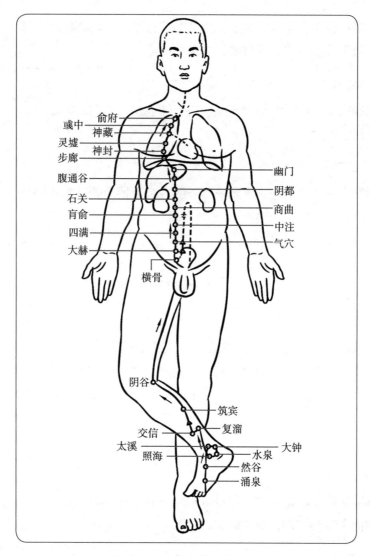

图 2-8　足少阴肾经穴位图

4. 大钟

【标准定位】在跟区，内踝后下方，跟骨上缘，跟腱附着部前缘凹陷中。

【主治】咽喉肿痛，腰脊强痛。

5. 水泉

【标准定位】在跟区，太溪直下 1 寸，跟骨结节内侧凹陷中。

【主治】小便不利，足跟痛。

6. 照海

【标准定位】在踝区，内踝尖下 1 寸，内踝下缘边际凹陷中。

【主治】头面五官疾患：咽喉肿痛暴喑。胸腹疾患：心痛，气喘，便秘，肠鸣泄泻。泌尿生殖疾患：月经不调，痛经，经闭，赤白带下，阴挺，阴痒，妇人血晕，胎衣不下，恶露不止，难产，疝气，淋病，遗精白浊，癃闭，小便频数，遗尿。神志疾患：痫病夜发，惊恐不安。

7. 复溜

【标准定位】在小腿内侧，内踝尖上 2 寸，跟腱的前缘。

【主治】肾脏疾患：水肿，腹胀，腰脊强痛，腿肿。汗液疾患：盗汗，身热无汗，自汗。

8. 交信

【标准定位】在小腿内侧，内踝尖上 2 寸，胫骨内侧缘后际凹陷中。

【主治】月经不调，大便难，赤白痢。

9. 筑宾

【标准定位】在小腿内侧，太溪直上 5 寸，比目鱼肌与跟腱之间。

【主治】脚软无力，足踹痛，小腿内侧痛。

10. 阴谷

【标准定位】在膝后区，腘横纹上，半腱肌肌腱外侧缘。

【主治】遗精，阳痿。

11. 横骨

【标准定位】在下腹部，脐中下 5 寸，前正中线旁开 0.5 寸。

【主治】腹胀，腹痛，泄泻，便秘。

12. 大赫

【标准定位】在下腹部，脐中下 4 寸，前正中线旁开 0.5 寸。

【主治】遗精，月经不调，子宫脱垂，痛经，不孕，带下。

13. 气穴

【标准定位】在下腹部，脐中下 3 寸，前正中线旁开 0.5 寸。

【主治】妇科系统疾病：月经不调，痛经，带下，不孕症。泌尿生殖系统疾病：小便不通，遗精，阳痿，阴茎痛。

14. 四满

【标准定位】在下腹部，脐中下 2 寸，前正中线旁开 0.5 寸。

【主治】妇科系统疾病：月经不调，痛经，不孕症，带下。泌尿生殖系统疾病：遗尿，遗精，水肿。消化系统疾病：小腹痛、便秘。

15. 中注

【标准定位】在下腹部，脐中下 1 寸，前正中线旁开 0.5 寸。

【主治】腹胀，呕吐，泄泻，痢疾。

16. 肓俞

【标准定位】在腹中部，脐中旁开 0.5 寸。

【主治】腹痛绕脐，腹胀，呕吐，泄泻，痢疾，便秘。

17. 商曲

【标准定位】在上腹部，脐中上 2 寸，前正中线旁开 0.5 寸。

【主治】腹痛绕脐，腹胀，呕吐，泄泻，痢疾，便秘。

18. 石关

【标准定位】在上腹部，脐中上 3 寸，前正中线旁开 0.5 寸。

【主治】经闭，带下，妇人产后恶露不止，阴门瘙痒。

19. 阴都

【标准定位】在上腹部，脐中上 4 寸，前正中线旁开 0.5 寸。

【主治】腹胀，肠鸣，腹痛，便秘，妇人不孕。

20. 腹通谷

【标准定位】在上腹部，脐中上 5 寸，前正中线旁开 0.5 寸。

【主治】腹痛，腹胀，呕吐，胸痛，心痛，心悸。

21. 幽门

【标准定位】在上腹部，脐中上6寸，前正中线旁开0.5寸。

【主治】腹痛，呕吐，消化不良，泄泻，痢疾。

22. 步廊

【标准定位】在胸部，第5肋间隙，前正中线旁开2寸。

【主治】咳嗽，哮喘，胸痛，乳痈。

23. 神封

【标准定位】在胸部，第4肋间隙，前正中线旁开2寸。

【主治】咳嗽，哮喘，呕吐，胸痛，乳痈。

24. 灵墟

【标准定位】在胸部，第3肋间隙，前正中线旁开2寸。

【主治】咳嗽，哮喘，胸痛，乳痈。

25. 神藏

【标准定位】在胸部，第2肋间隙，前正中线旁开2寸。

【主治】咳嗽，哮喘，胸痛。

26. 彧中

【标准定位】在胸部，第1肋间隙，前正中线旁开2寸。

【主治】咳嗽，哮喘，胸胁胀满，不嗜食。

27. 俞府

【标准定位】在胸部，锁骨下缘，前正中线旁开2寸。

【主治】咳嗽，哮喘，呕吐，胸胁胀满，不嗜食。

足少阴肾经穴位见图2-8。

手厥阴心包经经穴

1. 天池

【标准定位】在胸部，第4肋间隙，前正中线旁开5寸。

【主治】咳嗽，哮喘，呕吐，胸痛，胸闷。

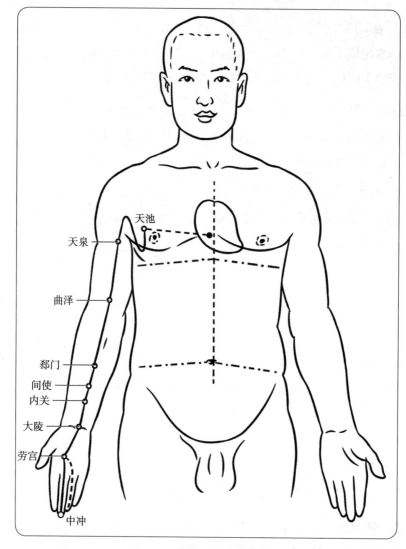

图 2-9　手厥阴心包经穴位图

2. 天泉

【标准定位】在臂前区，腋前纹头下 2 寸，肱二头肌的长、短头之间。

【主治】上臂内侧痛，胸胁胀满，胸背痛。

3. 曲泽

【标准定位】在肘前区，肘横纹上，肱二头肌腱的尺侧缘凹陷中。

【主治】霍乱，肘臂掣痛不伸，痧证，风疹。

4. 郄门

【标准定位】在前臂前区，腕掌侧远端横纹上 5 寸，掌长肌腱与桡侧腕屈肌腱之间。

【主治】心痛，心悸。

5. 间使

【标准定位】在前臂前区，腕掌侧远端横纹上 3 寸，掌长肌腱与桡侧腕屈肌腱之间。

【主治】疟疾。

6. 内关

【标准定位】在前臂前区，腕掌侧远端横纹上 2 寸，掌长肌腱与桡侧腕屈肌腱之间。

【主治】心神血脉疾患：心痛，心悸，善惊，烦心，失眠，脏躁，癫痫，狂妄。脾胃疾患：胃脘疼痛，呕吐，呃逆。胸部疾患：哮喘。本经脉所过部位的疾患：肘臂挛痛。急救：产后血晕。

7. 大陵

【标准定位】在腕前区，腕掌侧远端横纹中，掌长肌腱与桡侧腕屈肌腱之间。

【主治】喜笑不休，狂言不乐，脏躁。

8. 劳宫

【标准定位】在掌区，横平第 3 掌指关节近端，第 2、3 掌骨之间偏于第 3 掌骨。

【主治】心烦善怒，喜笑不休，癫狂，小儿惊厥。

9. 中冲

【标准定位】在手指，中指末端最高点。

【主治】心神疾患：心痛，心烦，中风，晕厥，中暑。热病：热病汗不出。其他：目赤，舌本痛，小儿夜啼。

手厥阴心包经穴位见图 2-9。

手少阳三焦经经穴

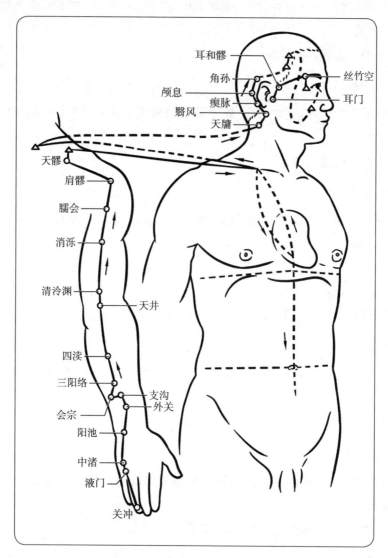

图 2-10 手少阳三焦经穴位图

1. 关冲

【**标准定位**】在手指，第 4 指末节尺侧，指甲根角侧上方 0.1 寸（指寸）。

【**主治**】寒热头痛，热病汗不出。

2. 液门

【标准定位】在手背，第 4、5 指间，指蹼缘后方赤白肉际处。

【主治】热病汗不出，寒热头痛，疟疾。

3. 中渚

【标准定位】在手背，第 4、5 掌骨间，掌指关节近端凹陷中。

【主治】耳聋，耳鸣。

4. 阳池

【标准定位】在腕后区，腕背侧远端横纹上，指伸肌腱的尺侧缘凹陷中。

【主治】腕关节红肿不得屈伸，消渴。

5. 外关

【标准定位】在前臂后区，腕背侧远端横纹上 2 寸，尺骨与桡骨间隙中点。

【主治】外感疾患：热病，感冒。头面耳目疾患：头痛，耳鸣。精神神经系统疾病：急惊风。本经脉所过部位的疾患：胸胁痛，肘臂屈伸不利。

6. 支沟

【标准定位】在前臂后区，腕背侧远端横纹上 3 寸，尺骨与桡骨间隙中点。

【主治】胸胁痛，大便不通。

7. 会宗

【标准定位】在前臂后区，腕背侧远端横纹上 3 寸，尺骨的桡侧缘。

【主治】头耳疾患：偏头痛，耳聋，耳鸣。本经脉所过部位的疾患：肌肤疼痛，咳喘胸满，臂痛。

8. 三阳络

【标准定位】在前臂后区，腕背侧远端横纹上 4 寸，尺骨与桡骨间隙中点。

【主治】臂痛，脑血管病后遗症。

9. 四渎

【标准定位】在前臂后区，肘尖下 5 寸，尺骨与桡骨间隙中点。

【主治】暴喑，耳聋，下牙痛，眼疾。

10. 天井

【标准定位】在肘后区，肘尖上 1 寸凹陷中。

【主治】暴喑，眼疾。

11. 清泠渊

【标准定位】在臂后区，肘尖与肩峰角连线上，肘尖上 2 寸。

【主治】臂痛，头项痛，眼疾。

12. 消泺

【标准定位】在臂后区，肘尖与肩峰角连线上，肘尖上 5 寸。

【主治】头项强痛，臂痛，头痛，齿痛。

13. 臑会

【标准定位】在臂后区，肩峰角下 3 寸，三角肌的后下缘。

【主治】肩胛肿痛，肩臂痛，瘿气，瘰疬。

14. 肩髎

【标准定位】在三角肌区，肩峰角与肱骨大结节两骨间凹陷中。

【主治】肩胛肿痛，肩臂痛，瘿气，瘰疬。

15. 天髎

【标准定位】在肩胛区，肩胛骨上角骨际凹陷中。

【主治】肩臂痛，颈项强痛，胸中烦满。

16. 天牖

【标准定位】在肩胛区，横平下颌角，胸锁乳突肌的后缘凹陷中。

【主治】头痛，头晕，暴聋，项强。

17. 翳风

【标准定位】在颈部，耳垂后方，乳突下端前方凹陷中。

【主治】耳部疾患：耳鸣，耳聋，中耳炎。面颊部疾患：口眼㖞斜，牙关紧闭，齿痛，颊肿。

18. 瘈脉

【标准定位】在头部，乳突中央，角孙至翳风沿耳轮弧形连线的上 2/3 下 1/3 交点处。

【主治】耳鸣，小儿惊厥。

19. 颅息

【标准定位】在头部，角孙至翳风沿耳轮弧形连线的上 1/3 下 2/3 交点处。

【主治】耳鸣，头痛，耳聋，小儿惊厥，呕吐，泄泻。

20. 角孙

【标准定位】在头部，耳尖正对发际处。

【主治】耳部肿痛，目赤肿痛，齿痛，头痛，项强。

21. 耳门

【标准定位】在耳区，耳屏上切迹与下颌骨髁突之间的凹陷中。

【主治】耳鸣，耳聋，聤耳，齿痛，颈颌肿等。

22. 耳和髎

【标准定位】在头部，鬓发后缘，耳郭根的前方，颞浅动脉的后缘。

【主治】牙关拘急，口眼㖞斜，头重痛，耳鸣，颔肿，鼻准肿痛等。

23. 丝竹空

【标准定位】在面部，眉梢凹陷中。

【主治】头部疾患：头痛，齿痛，癫痫。眼目疾患：目眩，目赤肿痛，眼睑𥆧动。

手少阳三焦经穴位见图 2-10。

足少阳胆经经穴

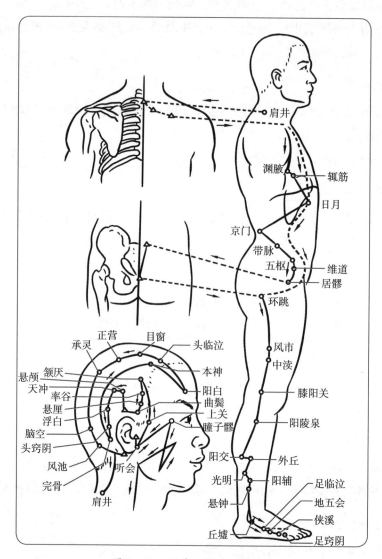

图 2-11　足少阳胆经穴位图

1. 瞳子髎

【**标准定位**】在面部，目外眦外侧 0.5 寸凹陷中。

【**主治**】头面疾患：头痛眩晕，口眼㖞斜。眼目疾患：目痛，目翳，迎风流泪，目多眵，目生翳膜。

2. 听会

【标准定位】在面部，耳屏间切迹与下颌骨髁突之间的凹陷中。

【主治】头面疾患：头痛眩晕，口眼㖞斜。耳目疾患：耳鸣，耳聋。

3. 上关

【标准定位】在面部，颧弓上缘中央凹陷中。

【主治】头痛眩晕，耳鸣，耳聋。

4. 颔厌

【标准定位】在头部，从头维至曲鬓的弧形连线（其弧度与鬓发弧度相应）的上 1/4 与下 3/4 的交点处。

【主治】头痛眩晕，耳鸣，耳聋。

5. 悬颅

【标准定位】在头部，从头维至曲鬓的弧形连线（其弧度与鬓发弧度相应）的中点处。

【主治】偏头痛。

6. 悬厘

【标准定位】在头部，从头维至曲鬓的弧形连线（其弧度与鬓发弧度相应）的上 3/4 与下 1/4 的交点处。

【主治】头痛眩晕。

7. 曲鬓

【标准定位】在头部，耳前鬓角发际后缘与耳尖水平线的交点处。

【主治】头痛眩晕。

8. 率谷

【标准定位】在头部，耳尖直上入发际 1.5 寸。

【主治】头痛，眩晕，小儿惊风。

9. 天冲

【标准定位】在头部，耳根后缘直上，入发际 2 寸。

【主治】头痛眩晕。

10. 浮白

【标准定位】在头部，耳后乳突的后上方，从天冲与完骨弧形连线（其弧度与鬓发弧度相应）的上 1/3 与下 2/3 交点处。

【主治】头痛，颈项强痛。

11. 头窍阴

【标准定位】在头部，耳后乳突的后上方，当天冲与完骨的弧形连线（其弧度与耳郭弧度相应）的上 2/3 与下 1/3 交点处。

【主治】头面疾患：头痛眩晕，癫痫，口眼㖞斜。耳目疾患：耳鸣，耳聋，目痛，齿痛。其他：胸胁痛、口苦。

12. 完骨

【标准定位】在头部，耳后乳突的后下方凹陷中。

【主治】头痛眩晕，耳鸣，耳聋。

13. 本神

【标准定位】在头部，前发际上 0.5 寸，头正中线旁开 3 寸。

【主治】头痛，眩晕，颈项强急。

14. 阳白

【标准定位】在头部，眉上一寸，瞳孔直上。

【主治】头痛，眩晕，颈项强急。

15. 头临泣

【标准定位】在头部，前发际上 0.5 寸，瞳孔直上。

【主治】头痛目眩，目赤肿痛，耳鸣耳聋，卒中不省人事。

16. 目窗

【标准定位】在头部，前发际上 1.5 寸，瞳孔直上。

【主治】头痛头晕，小儿惊痫。

17. 正营

【标准定位】在头部，前发际上 2.5 寸，瞳孔直上。

【主治】头痛头晕，面目浮肿，目赤肿痛。

18. 承灵

【标准定位】在头部，前发际上4寸，瞳孔直上。

【主治】头痛，癫痫，惊悸。

19. 脑空

【标准定位】枕外隆凸的上缘外侧，头正中线旁开2.25寸，平脑户穴。

【主治】头通，眩晕，颈项强痛，癫痫，惊悸。

20. 风池

【标准定位】在颈后区，枕骨之下，胸锁乳突肌上端与斜方肌上端之间的凹陷中。

【主治】外感疾患：头痛发热，洒淅振寒，热病汗不出，颈项强痛。头目疾患：头痛头晕，目赤肿痛，迎风流泪，翳膜遮睛，目视不明，雀目，青盲，面肿，口喎。耳鼻疾患：鼻渊，鼻衄，耳鸣耳聋。神志疾患：失眠，癫痫，中风昏迷，气厥。

21. 肩井

【标准定位】在肩胛区，第7颈椎棘突与肩峰最外侧点连线的中点。

【主治】肩臂疼痛，乳腺炎。

22. 渊腋

【标准定位】在胸外侧区，第4肋间隙中，在腋中线上。

【主治】胸满，胁痛，腋下肿，臂痛不举等症。

23. 辄筋

【标准定位】在胸外侧区，第4肋间隙中，腋中线前1寸。

【主治】胸胁痛，腋肿，咳嗽，气喘，呕吐，吞酸。

24. 日月

【标准定位】在胸部，第7肋间隙，前正中线旁开4寸。

【主治】呃逆，翻胃吞酸。

25. 京门

【标准定位】在上腹部，第12肋骨游离端下际。

【主治】胁肋痛，腹胀，腰脊痛。

26. 带脉

【标准定位】在侧腹部，第11肋骨游离端垂线与脐水平线的交点上。

【主治】妇人少腹痛，月经不调，赤白带下，经闭，痛经，不孕。

27. 五枢

【标准定位】在下腹部，横平脐下3寸，髂前上棘内侧。

【主治】少腹痛，月经不调，赤白带下。

28. 维道

【标准定位】在下腹部，髂前上棘内下0.5寸。

【主治】月经不调，赤白带下。

29. 居髎

【标准定位】在臀区，髂前上棘与股骨大转子最凸点连线的中点处。

【主治】腰腿痹痛，瘫痪，足痿，疝气。

30. 环跳

【标准定位】在臀区，股骨大转子最凸点与骶管裂孔连线上的外1/3与2/3交点处。

【主治】腰腿疼痛：腰胯疼痛，挫闪腰痛，下肢痿痹，膝踝肿痛。其他：遍身风疹，半身不遂。

31. 风市

【标准定位】在股部，直立垂手，掌心贴于大腿时，中指尖所指凹陷中，髂胫束后缘。

【主治】中风半身不遂，下肢痿痹，遍身瘙痒。

32. 中渎

【标准定位】在股部，腘横纹上7寸，髂胫束后缘。

【主治】下肢痿痹，麻木，半身不遂等。

33. 膝阳关

【标准定位】在膝部，股骨外上髁后上缘，股二头肌腱与髂胫束之间的凹陷中。

【主治】膝髌肿痛，腘筋挛急，小腿麻木等。

34. 阳陵泉

【标准定位】在小腿外侧，腓骨头前下方凹陷中。

【主治】头面疾患：头痛，耳鸣，耳聋，目痛，颊肿。胸部疾患：胸胁痛，乳肿痛，气喘，咳逆。胆肝疾患：胸胁支满，胁肋疼痛，呕吐胆汁，寒热往来，黄疸。本经脉所过部位的疾患：膝肿痛，下肢痿痹、麻木，脚胫酸痛，筋挛，筋软，筋缩，筋紧，脚气，半身不遂。其他：虚劳失精，小便不禁，遗尿。

35. 阳交

【标准定位】在小腿外侧，外踝尖上 7 寸，腓骨后缘。

【主治】膝痛，足胫痿痹。

36. 外丘

【标准定位】在小腿外侧，外踝尖上 7 寸，腓骨前缘。

【主治】癫疾呕沫。

37. 光明

【标准定位】在小腿外侧，外踝尖上 5 寸，腓骨前缘。

【主治】目赤肿痛，视物不明。

38. 阳辅

【标准定位】在小腿外侧，外踝尖上 4 寸，腓骨前缘。

【主治】胸胁痛，下肢外侧痛。

39. 悬钟

【标准定位】在小腿外侧，外踝尖上 3 寸，腓骨前缘。

【主治】筋骨病：颈项强，四肢关节酸痛，半身不遂，筋骨挛痛，脚气，蹙足，跟骨痛，附骨疽。胸胁疾患：瘰疬，腋肿，心腹胀满，胸胁疼痛。其他：头晕，失眠，记忆减退，耳鸣耳聋，高血压。

40. 丘墟

【标准定位】在踝区，外踝的前下方，趾长伸肌腱的外侧凹陷中。

【主治】胸胁痛。

41. 足临泣

【标准定位】在足背，第4、5跖骨底结合部的前方，第5趾长伸肌腱外侧凹陷中。

【主治】头面五官疾患：头痛目眩，目赤肿痛，颔痛，齿痛，咽肿，耳聋。胸胁疾患：乳痈，呼吸困难，腋下肿，胁肋痛。本经脉所过部位的疾患：足跗肿痛，髀枢痛，膝踝关节痛，足背红肿。

42. 地五会

【标准定位】在足背，第4、5跖骨间，第4跖趾关节近端凹陷中。

【主治】头痛目眩，目赤肿痛，咽肿，耳聋。

43. 侠溪

【标准定位】在足背，第4、5趾间，趾蹼缘后方赤白肉际处。

【主治】头痛，耳鸣，耳聋，目痛，颊肿。

44. 足窍阴

【标准定位】在足趾，第4趾末节外侧，趾甲根角侧后方0.1寸（指寸）。

【主治】偏头痛，目赤肿痛，耳鸣，耳聋，胸胁痛。

足少阳胆经穴位见图2-11。

足厥阴肝经经穴

1. 大敦

【标准定位】在足趾，大趾末节外侧，趾甲根角侧后方0.1寸（指寸）。

【主治】妇人疾患：经闭，崩漏，阴挺。前阴疾患：疝气，遗尿，癃闭。

2. 行间

【标准定位】在足背，第1、2趾间，趾蹼缘后方赤白肉际处。

【主治】头面五官疾患：头痛、眩晕、目赤痛，青盲，口歪，耳鸣耳聋。

心胸肺胁疾患：胸胁胀痛，咳嗽气喘，心烦，失眠。风证：中风，癫痫，瘛疭。血证：咯血，吐血，鼻衄。前阴疾患：阴中痛，淋疾，遗精，阳痿，外阴瘙痒。妇人疾患：痛经，崩漏，月经过多，闭经，带下。

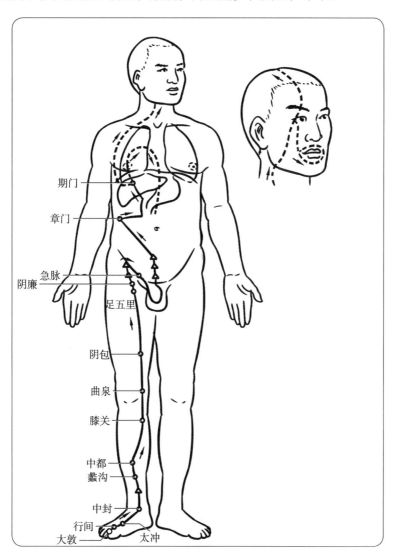

图 2-12 足厥阴肝经穴位图

3. 太冲

【标准定位】在足背，第 1、2 跖骨间，跖骨底结合部前方凹陷中，或触及动脉搏动。

【**主治**】肝肾疾患：阴痛，精液不足，狐疝，遗尿，癃闭，小便赤，淋病，呕吐，胸胁支满，绕脐腹痛，飧泄。妇人疾患：月经不调，痛经，经闭，崩漏，带下，难产，乳痛。本经脉所过部位的疾患：筋挛，腿软无力，脚气红肿，五趾拘急，喉痛嗌干，口中烂，头昏目痛，头痛。神志疾患：小儿惊风，癫痫，心烦，失眠。其他：腰脊疼痛，瘰疬。

4. 中封

【**标准定位**】在踝区，内踝前，胫骨前肌腱的内侧缘凹陷处。

【**主治**】内踝肿痛，足冷，少腹痛，嗌干。

5. 蠡沟

【**标准定位**】在小腿内侧，内踝尖上5寸，胫骨内侧面的中央。

【**主治**】疝气，遗尿，癃闭，阴痛阴痒，月经不调，赤白带下，阴挺，崩漏。

6. 中都

【**标准定位**】在小腿内侧，内踝尖上7寸，胫骨内侧面的中央。

【**主治**】疝气，遗精，崩漏，恶露不尽。

7. 膝关

【**标准定位**】在膝部，胫骨内侧髁的下方，阴陵泉后1寸。

【**主治**】膝髌肿痛，历节风痛，下肢痿痹等。

8. 曲泉

【**标准定位**】在膝部，腘横纹内侧端，半腱肌肌腱内缘凹陷中。

【**主治**】阳痿。

9. 阴包

【**标准定位**】在股前区，髌底上4寸，股内肌与缝匠肌之间。

【**主治**】月经不调，腰骶痛引小腹等。

10. 足五里

【**标准定位**】在股前区，气冲直下3寸，动脉搏动处。

【**主治**】小便不通。

11. 阴廉

【标准定位】在股前区，气冲直下 2 寸。

【主治】月经不调，赤白带下，少腹疼痛。

12. 急脉

【标准定位】在腹股沟区，横平耻骨联合上缘，前正中线旁开 2.5 寸处。

【主治】少腹痛，疝气，阴茎痛等。

13. 章门

【标准定位】在侧腹部，第 11 肋游离端的下际。

【主治】脘腹胀满，胸胁支满。

14. 期门

【标准定位】在胸部，第 6 肋间隙，前正中线旁开 4 寸。

【主治】胸胁支满，呕吐呃逆。

足厥阴肝经穴位见图 2-12。

督脉经穴

1. 长强

【标准定位】在会阴区，尾骨下方，尾骨端与肛门连线的中点处。

【主治】泄泻，便秘，便血，痔疾，脱肛。

2. 腰俞

【标准定位】在骶区，正对骶管裂孔，后正中线上。

【主治】泄泻，便秘，便血，痔疾，尾骶痛。

3. 腰阳关

【标准定位】在脊柱区，第 4 腰椎棘突下凹陷中，后正中线上。

【主治】腰骶痛，下肢痿痹，遗精，阳痿，月经不调。

4. 命门

【标准定位】在脊柱区，第 2 腰椎棘突下凹陷中，后正中线上。

【主治】生殖疾患：遗精，阳痿，不孕，白浊，赤白带下。二便疾患：

遗尿，小便不利，泄泻。腰骶、下肢疾患：腰脊强痛，虚损腰痛，下肢痿痹。其他：汗不出，寒热痎疟，小儿发痫。

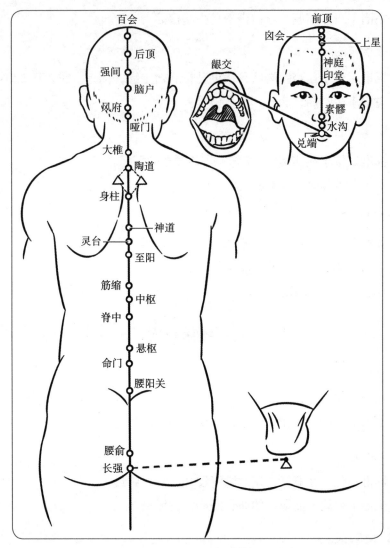

图 2-13　督脉穴位图

5. 悬枢

【标准定位】在脊柱区，第 1 腰椎棘突下凹陷中，后正中线上。

【主治】腹痛，腹胀，完谷不化，泄泻，腰脊强痛。

6. 脊中

【标准定位】在脊柱区，第 11 胸椎棘突下凹陷中，后正中线上。

【主治】腹泻，痢疾，痔疮。

7. 中枢

【标准定位】在脊柱区，第 10 胸椎棘突下凹陷中，后正中线上。

【主治】呕吐，腹满，胃痛，食欲不振，腰背痛。

8. 筋缩

【标准定位】在脊柱区，第 9 胸椎棘突下凹陷中，后正中线上。

【主治】抽搐，脊强，四肢不收，筋挛拘急，癫痫，惊痫等。

9. 至阳

【标准定位】在脊柱区，第 7 胸椎棘突下凹陷中，后正中线上。

【主治】胸胁胀痛，黄疸，腰痛疼痛，脊强。

10. 灵台

【标准定位】在脊柱区，第 6 胸椎棘突下凹陷中，后正中线上。

【主治】疔疮，咳嗽，气喘，项强，背痛。

11. 神道

【标准定位】在脊柱区，第 5 胸椎棘突下凹陷中，后正中线上。

【主治】失眠健忘，肩背痛。

12. 身柱

【标准定位】在脊柱区，第 3 胸椎棘突下凹陷中，后正中线上。

【主治】咳嗽，气喘，疔疮发背。

13. 陶道

【标准定位】在脊柱区，第 1 胸椎棘突下凹陷中，后正中线上。

【主治】恶寒发热。

14. 大椎

【标准定位】在脊柱区，第 7 颈椎棘突下凹陷中，后正中线上。

【主治】外感疾患：发热恶寒，头项强痛，肩背痛，风疹。胸肺疾患：肺胀胁满，咳嗽喘急。心神疾患：癫狂，小儿惊风。本经脉循行所过部位的疾患：颈项强直，角弓反张，肩颈疼痛。

15. 哑门

【标准定位】在颈后区，第2颈椎棘突上际凹陷中，后正中线上。

【主治】喑哑，舌缓不语，重舌，失语。

16. 风府

【标准定位】在颈后区，枕外隆突直下，两侧斜方肌之间凹陷中。

【主治】外感疾患：太阳中风，头痛，振寒汗出。头项五官疾患：颈项强痛，目眩，鼻塞，鼻衄，咽喉肿痛，中风舌强难言。神志疾患：狂走，狂言，妄见。

17. 脑户

【标准定位】在头部，枕外隆凸的上缘凹陷中。

【主治】癫狂，痫证，眩晕，头重，头痛，项强等。

18. 强间

【标准定位】在头部，后发际正中直上4寸。

【主治】头痛，目眩，口㖞，痫证等。

19. 后顶

【标准定位】在头部，后发际正中直上5.5寸。

【主治】项强，头痛，眩晕，心烦，失眠等。

20. 百会

【标准定位】在头部，前发际正中直上5寸。

【主治】神志疾患：尸厥，惊悸，中风不语，瘛疭，癫痫，癔症，耳鸣，眩晕。脾气不升：脱肛，痔疾，阴挺。

21. 前顶

【标准定位】在头部，前发际正中直上3.5寸。

【主治】癫痫，小儿惊风，头痛，头晕。

22. 囟会

【标准定位】在头部，前发际正中直上 2 寸。

【主治】头痛，目眩。

23. 上星

【标准定位】在头部，前发际正中直上 1 寸。

【主治】头痛，眩晕，目赤肿痛，鼻衄，鼻痛。

24. 神庭

【标准定位】在头部，前发际正中直上 0.5 寸。

【主治】神志疾患：角弓反张，癫狂，痫证，惊悸，失眠。头面五官疾患：头晕，目眩，鼻渊，鼻衄，鼻塞，流泪，目赤肿痛，目翳，雀目，吐舌。

25. 素髎

【标准定位】在面部，鼻尖的正中央。

【主治】惊厥，昏迷，新生儿窒息，鼻塞。

26. 水沟

【标准定位】在面部，人中沟的上 1/3 与中 1/3 交点处。

【主治】神志疾患：昏迷，晕厥，中暑，癫痫，急慢惊风，牙关紧闭，瘟疫，黄疸，霍乱。五官科系统疾病：齿痛，风水面肿，鼻塞，鼻衄等。其他：脊膂强痛，挫闪腰痛等。

27. 兑端

【标准定位】在面部，上唇结节的中点。

【主治】昏迷，鼻塞等症。

28. 龈交

【标准定位】在上唇内，上唇系带与上牙龈的交点。

【主治】癫狂，心烦，癔症。

督脉穴位见图 2-13。

任脉经穴

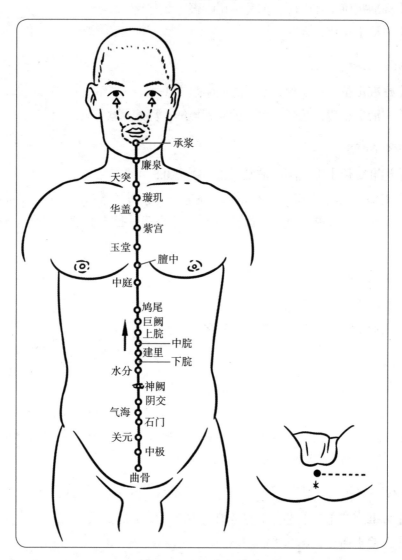

图 2-14　任脉穴位图

1. 会阴

【**标准定位**】在会阴区。男性在阴囊根部与肛门连线的中点，女性在大阴唇后联合与肛门连线的中点。

【**主治**】阴部疾患：阴痒，阴痛，阴部汗湿，阴门肿痛，小便难，大便秘结，闭经，疝气。神志疾患：溺水窒息，产后昏迷不醒，癫狂。

2. 曲骨

【标准定位】在下腹部，耻骨联合上缘，前正中线上。

【主治】遗精，阳痿，月经不调，痛经，遗尿，带下，少腹胀满。

3. 中极

【标准定位】在下腹部，脐中下 4 寸，前正中线上。

【主治】疝气偏坠，遗精，阴痛，阴痒。

4. 关元

【标准定位】在下腹部，脐中下 3 寸，前正中线上。

【主治】小腹疾患，妇人疾患，肠胃疾患，虚证。

5. 石门

【标准定位】在下腹部，脐中下 2 寸，前正中线上。

【主治】经闭，带下。

6. 气海

【标准定位】在下腹部，脐中下 1.5 寸，前正中线上。

【主治】小腹疾患，妇人疾患，肠胃疾患，虚证。

7. 阴交

【标准定位】在下腹部，脐中下 1 寸，前正中线上。

【主治】血崩，带下。

8. 神阙

【标准定位】在脐区，脐中央。

【主治】各种脱证，虚寒厥逆，月经不调，崩漏，遗精，不孕，小便不禁等。

9. 水分

【标准定位】在上腹部，脐中上 1 寸，前正中线上。

【主治】水肿，泄泻，腹痛等。

10. 下脘

【标准定位】在上腹部，脐中上 2 寸，前正中线上。

【主治】腹痛，腹胀，呕吐，呃逆，泄泻等。

11. 建里

【标准定位】在上腹部，脐中上 3 寸，前正中线上。

【主治】胃脘痛，呕吐，食欲不振，肠中切痛。

12. 中脘

【标准定位】在上腹部，脐中上 4 寸，前正中线上。

【主治】脾胃疾患。神志疾患：中暑，脏躁，癫狂，尸厥，头痛。其他：喘息不止，月经不调，经闭，妊娠恶阻。

13. 上脘

【标准定位】在上腹部，脐中上 5 寸，前正中线上。

【主治】胃脘疼痛，呕吐，呃逆，纳呆，痢疾。

14. 巨阙

【标准定位】在上腹部，脐中上 6 寸，前正中线上。

【主治】胸痛，心痛。

15. 鸠尾

【标准定位】在上腹部，剑胸结合部下 1 寸，前正中线上。

【主治】胸满咳逆。

16. 中庭

【标准定位】在胸部，剑胸结合中点处，前正中线上。

【主治】心痛，胸满等；噎膈，呕吐。

17. 膻中

【标准定位】在胸部，横平第 4 肋间隙，前正中线上。

【主治】胸肺疾患：胸闷，气短，咳喘。其他：噎膈，产妇乳少，小儿吐乳。

18. 玉堂

【标准定位】在胸部，横平第 3 肋间隙，前正中线上。

【主治】咳嗽，气短喘息。

19. 紫宫

【标准定位】在胸部，横平第 2 肋间隙，前正中线上。

【主治】咳嗽，气喘等；胸胁支满，胸痛等。

20. 华盖

【标准定位】在胸部，横平第 1 肋间隙，前正中线上。

【主治】咳嗽，气喘等；胸胁支满，胸痛等。

21. 璇玑

【标准定位】在胸部，胸骨上窝下 1 寸，前正中线上。

【主治】咳嗽，气喘等；胸胁支满，胸痛等；咽喉肿痛等。

22. 天突

【标准定位】在颈前区，胸骨上窝中央，前正中线上。

【主治】胸肺疾患：哮喘，咳嗽，咯吐脓血。颈部疾患：暴喑，咽喉肿痛，瘿气，梅核气。其他：心与背相控而痛，瘾疹。

23. 廉泉

【标准定位】在颈前区，喉结上方，舌骨上缘凹陷中，前正中线上。

【主治】舌喉疾患：舌下肿痛，舌纵涎下，舌强不语，暴喑，口舌生疮。

24. 承浆

【标准定位】在面部，颏唇沟的正中凹陷处。

【主治】中风昏迷，癫痫，口眼㖞斜，流涎。

任脉穴位见图 2-14。

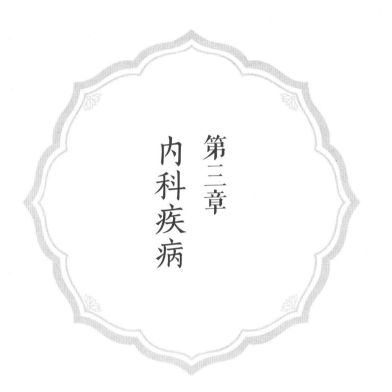

第三章

内科疾病

一、感冒

感冒是由多种病毒引起的一种呼吸道常见病。感冒，分为普通感冒和流行性感冒。普通感冒，俗称"伤风"，多发于冬春季节，也见于其他任何季节，起病于不同季节的感冒的致病病毒并非完全一样。流行性感冒，是由流感病毒引起的急性呼吸道传染病，在一个时期内广泛流行、病情类似、症状严重。

【常见症状】普通感冒起病较急，早期症状有咽部干痒或灼热感、喷嚏、鼻塞、流涕，开始为清水样鼻涕，2~3天后变稠，可伴有咽痛，一般无发热及全身症状，或仅有低热、头痛。一般经5~7天痊愈。

流行性感冒起病急，潜伏期为数小时至4天，一般为1~2天；高热，体温可达39℃~40℃，伴畏寒，一般持续2~3天；全身中毒症状重，如乏力、头痛、头晕、全身酸痛；持续时间长，体温正常后乏力等症状可持续1~2周；呼吸道症状轻微，常有咽痛，少数有鼻塞、流涕等；少数有恶心、呕吐、食欲不振、腹泻、腹痛等；还有少数患者以消化道症状为主要表现。

【刮痧治疗】

取穴：风池、大椎、肺俞、曲池、合谷、外关。（图3-1至图3-3）

操作方法：先刮风池、大椎、肺俞，最后刮曲池、合谷、外关。头痛加刮太阳、印堂；咳嗽加刮尺泽；鼻塞、流涕加刮上星、迎香；咽喉肿痛加少商、商阳放痧。

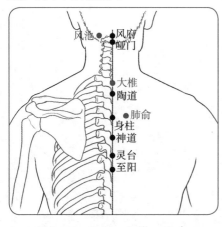

图3-1　风池、大椎、肺俞

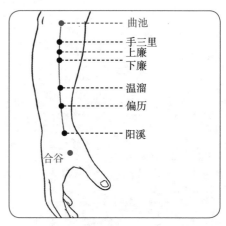

图3-2　曲池、合谷

【注意事项】

（1）刮拭面部穴位时，动作宜轻柔，不可损伤皮肤。

（2）注意保暖，避免受凉，保持室内空气新鲜，多做户外运动，加强锻炼，增强体质。

（3）流感时期避免到人员集中的地方，注意个人卫生，在公共场所佩戴口罩。

二、支气管炎

支气管炎分为急性支气管炎和慢性支气管炎。急性支气管炎是由于感染、物理、化学刺激等因素引起的支气管黏膜的急性炎症，是婴

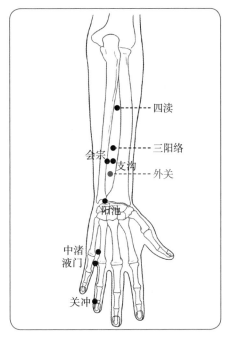

图 3-3　外关

幼儿时期的常见病、多发病，往往继发于上呼吸道感染之后，也常为肺炎的早期表现。临床以咳嗽伴（或不伴）有支气管分泌物增多为特征。慢性支气管炎是指气管、支气管黏膜及其周围组织的慢性非特异性炎症，临床上以长期咳嗽、咳痰或伴有喘息及反复发作为特征。本病属中医学"咳嗽"范畴，急性支气管炎属"外感咳嗽"，慢性支气管炎属"内伤咳嗽"。

【常见症状】 急慢性支气管炎临床均以咳嗽为主要症状，常伴咳痰，呼吸困难、喘鸣（呼吸短促）、发热、胸部疼痛，有时疲劳乏力。急性支气管炎发病急骤，病程短。慢性支气管炎发病缓慢，病程长，每年发作持续 3 个月，连续 2 年或以上，并能排除心、肺其他疾患而反复发作，可诊断为慢性支气管炎。

【刮痧治疗】

取穴：大杼至肺俞、尺泽至列缺、中府。（图 3-4 至图 3-6）

操作方法：先刮大杼至肺俞，再刮尺泽至列缺，最后刮中府。痰多加刮足三里、丰隆、鱼际、阴陵泉；胸痛加刮天突至膻中；胁痛加刮支沟；

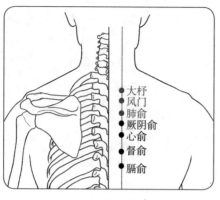

图 3-4　大杼至肺俞

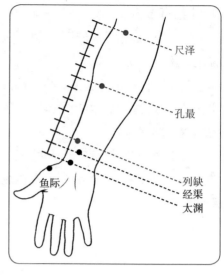

图 3-5　尺泽至列缺

咽喉干痒加刮照海；痰中带血加刮孔最。

【注意事项】

（1）对急性支气管炎初起，病程短者，使用刮痧板的薄缘在所选穴位刮动，用力稍大。对慢性支气管炎病程长者，使用刮痧板的厚缘在所选穴位刮动，用力稍小。

（2）慢性支气管炎发病应积极控制感染、促使排痰。

（3）保持良好的家庭环境卫生，保持室内空气流通，戒烟。

（4）加强体育锻炼，增强体质，在气候变化和寒冷季节，注意保暖，预防感冒。

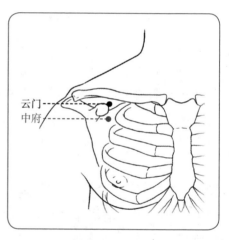

图 3-6　中府

三、支气管哮喘

　　支气管哮喘，简称哮喘，是由多种细胞特别是肥大细胞、嗜酸性粒细胞和 T 淋巴细胞参与的慢性气道炎症。临床上表现为反复发作的喘息、气促、胸闷或咳嗽等症状，多在夜间或凌晨发作、加剧，常伴有广泛而多变的呼气流速受限，多数患者可自行缓解或经治疗缓解。本病属中医学"哮喘"范畴。

【常见症状】症状有咳嗽、喘息、呼吸困难、胸闷、咳痰等。严重者可被迫采取坐位或呈端坐呼吸，干咳或咯大量白色泡沫痰，甚至出现发绀等。哮喘症状可在数分钟内发作，经数小时至数天，用药或自行缓解。早期或轻症的患者多数以发作性咳嗽和胸闷为主要表现。哮喘的发病特征是：（1）发作性，当遇到诱发因素时呈发作性加重。（2）时间节律性，常在夜间及凌晨发作或加重。（3）季节性，常在秋冬季节发作或加重。（4）可逆性，平喘药通常能够缓解症状，可有明显的缓解期。成人及小儿均可发病。

【刮痧治疗】

取穴：定喘、风门至肺俞、脾俞至肾俞、太渊、足三里。（图3-7至图3-9）

操作方法：先刮背部定喘、风门至肺俞、脾俞至肾俞，再刮前臂部太渊，最后刮下肢部足三里。

【注意事项】

（1）哮喘属顽疾，疗程较长，需坚持治疗方可收效。

（2）减少室内其他产生异体蛋白的来源，室内要避免潮湿、阴暗，减少霉菌的滋生，避免种植一些有花植物，特别是当春季等花粉飘扬高峰季

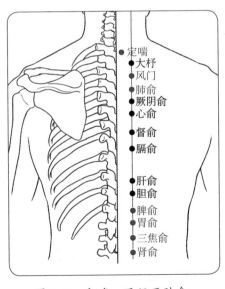

图3-7 定喘、风门至肺俞、
脾俞至肾俞

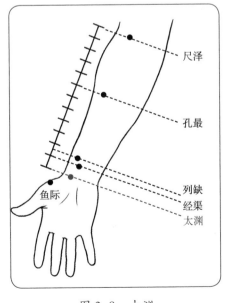

图3-8 太渊

节宜关闭门窗。室内不要喂养各种宠物。

（3）忌食海腥油腻及辛辣食物，如黄鱼、带鱼、虾、蟹、肥肉、辣椒、咖喱、胡椒、蒜、葱、韭菜等。

（4）发作严重或哮喘持续状态应配合药物治疗。

（5）戒烟、酒。

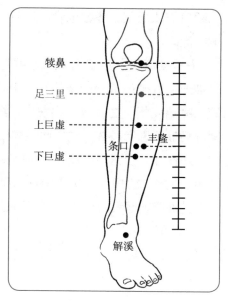

图 3-9　足三里

四、肺炎

肺炎是指终末气道，肺泡和肺间质的炎症。肺炎链球菌是细菌性肺炎的最常见原因，占细菌性社区获得性肺炎的 2/3。肺炎链球菌肺炎一般四季可见，但以冬春寒冷季节及气候骤变时发病居多。本病最常见于儿童和老人，以及患有免疫力缺乏症或机体免疫功能低下的人群。本病属中医学"咳嗽""肺闭""风温""冬温"的范畴。

【常见症状】起病前常有受凉淋雨、疲劳、上呼吸道感染的病史，起病多急骤，高热，寒战，体温迅速上升至 39℃~40℃，胸痛，咳嗽，呼吸困难及咳痰。常伴见恶心、呕吐、周身不适和肌肉疼痛等症状。咳嗽一开始可能无痰，但一般逐渐变成带脓性，血丝或"铁锈"痰液。

【刮痧治疗】

取穴：大椎、大杼、肺俞、身柱、膻中、曲池、尺泽。（图 3-10 至图 3-13）

操作方法：先刮大椎、大杼、肺俞、身柱，再刮膻中，最后刮曲池、尺泽。可配以三棱针点刺少商、中冲穴，各放血 1~2 滴，或点刺十宣放血。

【注意事项】

（1）肺炎患者应接受抗生素治疗。刮痧疗法为配合治疗。

（2）加强体育锻炼，增强体质，提高自身的免疫力，易感及免疫力低下者可接种疫苗。

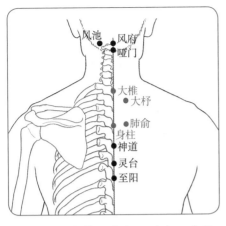

图 3-10 大椎、大杼、肺俞、身柱

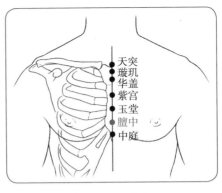

图 3-11 膻中

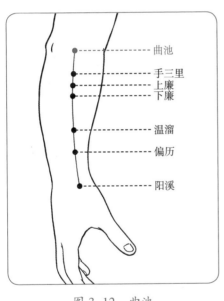

图 3-12 曲池

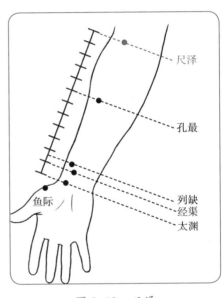

图 3-13 尺泽

五、慢性肺源性心脏病

慢性肺源性心脏病是指慢性肺胸疾病或肺血管慢性病变，逐渐引起肺循环阻力增加、肺动脉高压，进而造成右心室肥大，最后发生心力衰竭的一类心脏病。本病是临床常见病，多发病。常因呼吸道感染而诱发肺、心功能不全，病死率较高。本病属中医学"咳喘""痰饮""心悸""水肿"等病症范畴。

【常见症状】本病病程进展缓慢，患者多见慢性咳嗽、咳痰或哮喘，逐步出现乏力、呼吸困难、发绀、心悸胸闷、气喘、上腹胀痛、食欲不振、恶心甚至呕吐、水肿、尿少等症，病情严重者可发生休克。

【刮痧治疗】

取穴：肺俞、厥阴俞、心俞、肾俞、膻中、气海、关元、曲泽、内关及前臂内侧、三阴交。（图 3-14 至图 3-17）

操作方法：先刮肺俞、厥阴俞、心俞、肾俞，再刮膻中、气海、关元，然后刮曲泽、内关及前臂内侧，最后刮三阴交。

【注意事项】

（1）平时生活要有规律，起居有常，注意保暖。

（2）饮食宜清淡，以易消化的高蛋白、高热量、高维生素食物为主，

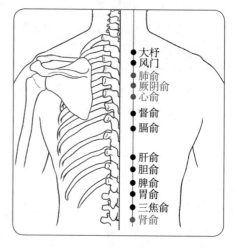

图 3-14　肺俞、厥阴俞、心俞、肾俞

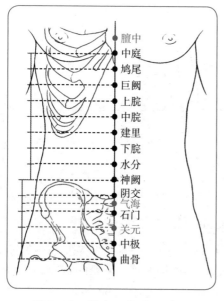

图 3-15　膻中、气海、关元

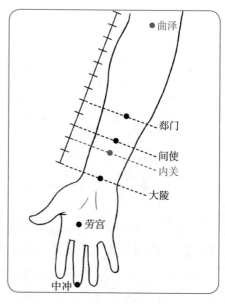

图 3-16　曲泽、内关

忌烟酒。

（3）要适当参加锻炼，提高自身防御疾病的能力。

六、心律失常

心律失常指心律起源部位、心搏频率与节律以及冲动传导等方面的异常，患者自觉心悸、心慌，甚则不能自主的一种疾病。心律失常可见于多种器质性心脏病或单纯性功能障碍。本病属中医学"心悸""惊悸"等病症范畴。

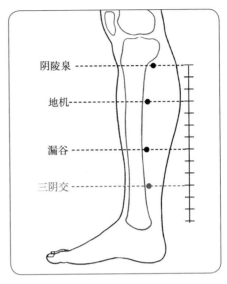

图 3-17　三阴交

【常见症状】症状见自觉心慌不安，心跳剧烈，神情紧张，不能自主，心烦，心跳或快或慢，呈阵发性或持续不止，或伴有气短、倦怠、眩晕、失眠、健忘、呼吸急促等。

【刮痧治疗】

取穴：大椎至至阳、心俞至胆俞、内关、神门。（图 3-18 至图 3-19）

操作方法：先刮大椎至至阳、心俞至胆俞，再刮内关、神门。心惊胆怯加刮间使、胆俞；气短乏力加刮膈俞、脾俞、足三里；面赤腰膝酸软加刮肾俞、太溪、涌泉、劳宫。

【注意事项】

（1）日常生活中注意调节情志，劳逸结合，多参加户外活动。

（2）饮食有节，进食营养丰富易消化的食物，忌过饥、过饱、生冷辛辣、烟酒、咖啡、浓茶，宜低脂、清淡饮食。

（3）起居有规律，不要过度熬夜，保持充足的睡眠。

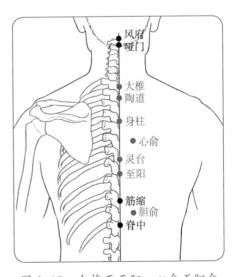

图 3-18　大椎至至阳、心俞至胆俞

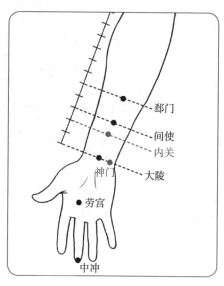

图 3-19 内关、神门

七、高血压

高血压是以体循环动脉血压增高为主要表现的慢性疾病，常引起心、脑、肾等重要器官的病变并出现相应的后果。临床上凡收缩压等于或高于 140mmHg，舒张压等于或高于 90mmHg，具有二者之一项者即可诊断为高血压。高血压的最初症状多为疲乏，时有头晕，记忆力减退，休息后可缓解。血压明显升高时，可出现头晕加重，头痛甚至恶心、呕吐。尤其在劳累或情绪激动等引起血压迅速升高时，症状明显。但是部分患者即使血压很高也无明显症状，需引起重视。本病属中医学"眩晕""头痛"等病症范畴。

【常见症状】常见症状有头痛、眩晕、耳鸣、心烦易怒、面赤等。长期高血压，晚期多合并心、脑、肾、眼底及血管壁的损害，可出现相应器官受损的症状，如心脏损害出现心绞痛、心力衰竭等；脑血管损害出现头痛、恶心呕吐，甚至发生中风；肾脏损害出现蛋白尿等；眼底血管病变损害出现视力模糊、眼底出血等。

【刮痧治疗】

取穴：百会至风府、风池、肝俞、肾俞、足三里、太冲、涌泉。（图 3-20 至图 3-24）

操作方法：先刮百会至风府、风池，再刮肝俞、肾俞，最后刮足三里、太冲、涌泉。

【注意事项】

（1）头痛、眩晕是高血压的常

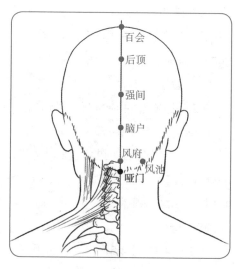

图 3-20　百会至风府、风池

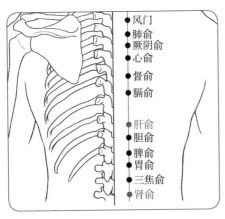

图 3-21　肝俞、肾俞

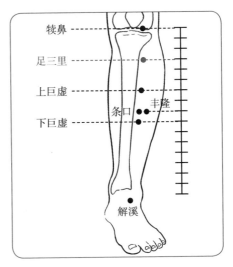

图 3-22　足三里

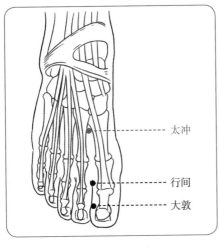

图 3-23　太冲

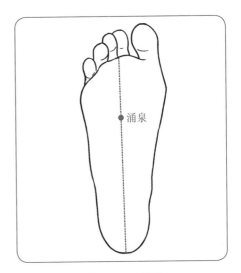

图 3-24　涌泉

见症状，对头痛眩晕患者应常规检测其血压，刮痧法适用于症状较轻的高血压患者，若症状较重，应及时就医，遵医嘱服用降压药进行治疗。

（2）饮食宜清淡忌辛辣，戒烟酒，控制过度肥胖。

（3）适当运动，如散步和打太极拳都是对高血压病患者很好的运动。

（4）高血压患者宜保持心情愉悦，要防止情绪激动，精神兴奋紧张，以免发生脑血管、心血管意外。

八、低血压

低血压，是指动脉血压的收缩压低于 90mmHg 和（或）舒张压低于 60mmHg。低血压分急性低血压和慢性高血压。急性低血压多见于急症危症，如大出血、休克、中风等，可表现为休克和晕厥。慢性低血压多见于情绪不稳、体质瘦弱的老人，女性和自主神经调节功能差的体弱之人以及使用某些药物所引起。刮痧治疗主要针对慢性低血压，即血压长期偏低者。本病属中医学"虚损""眩晕"等病症范畴。

【常见症状】急性低血压主要表现为晕厥与休克。慢性低血压见面色萎黄、消瘦、头痛、眩晕、耳鸣、心慌、乏力、气短、脸色苍白、手足发凉、自汗、健忘等症，严重者可见视力及听力下降、四肢冷、心悸、呼吸困难、共济失调、发音含糊、经常跌倒出现骨折、甚至昏厥。

【刮痧治疗】

取穴：百会、厥阴俞至膈俞、膻中至中脘、气海至关元、足三里、三阴交。（图 3-25 至图 3-29）

操作方法：先刮百会，再刮厥阴俞至膈俞，然后刮膻中至中脘、气海至关元，最后刮足三里、三阴交。

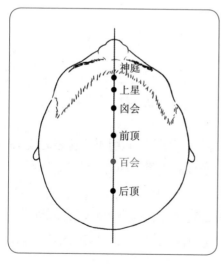

图 3-25　百会

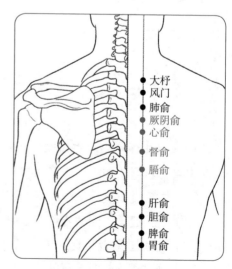

图 3-26　厥阴俞至膈俞

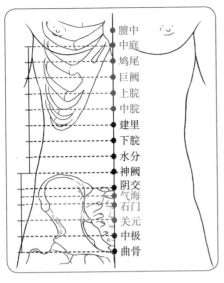

图 3-27 膻中至中脘、气海至关元

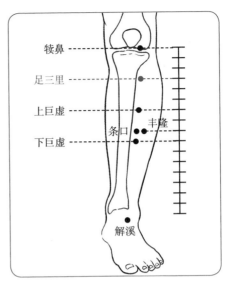

图 3-28 足三里

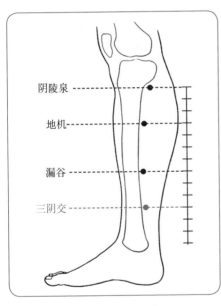

图 3-29 三阴交

【注意事项】

（1）忌烟酒。

（2）避免过度疲劳。

（3）调整睡眠方式，将床头抬高 20~30 厘米。

（4）晨起动作要缓，肢体屈伸动作不要过快，提举重物或排便后起立动作都要慢些。

（5）洗澡水温不宜过热、过冷。

（6）对有下肢血管曲张的老人尤宜穿有弹性的袜子、紧身裤，以加强静脉回流。

九、冠心病

冠心病是冠状动脉粥样硬化性心脏病的简称，是一种常见的心脏病，是指因冠状动脉狭窄、供血不足而引起的心肌功能障碍和（或）器质性病变，故又称缺血性心肌病。本病属中医学"胸痹"范畴。

【常见症状】主要症状为心前区发作性憋闷，疼痛，疼痛性质为隐痛、胀痛、刺痛、绞痛、灼痛，可放射至肩背、前臂、咽喉、上腹部，甚至可达中指、小指，多伴心悸、气短、濒死感、活动后加重等。

【刮痧治疗】

取穴：大椎、膏肓、神堂、心俞、内关、郄门。（图3-30、图3-31）

操作方法：先刮大椎、膏肓、神堂、心俞，再刮内关、郄门。

【注意事项】

（1）冠心病患者可突发心绞痛为急重症，不可轻视。一旦发作，可配合硝酸甘油片舌下含服，或服用冠心苏合丸或速效救心丸。若发作超过15分钟不能缓解，则应送医院就诊。

（2）平时注意饮食起居调摄，合理饮食，低脂饮食，保持身心愉悦，避免紧张，戒烟酒，适当体育锻炼，如散步、打太极拳等。

（3）坚持必要的药物治疗，应积极治疗能加重冠心病病情的疾病，如高血压、糖尿病、高脂血症等。

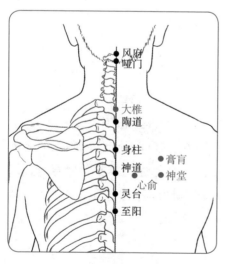

图3-30 大椎、膏肓、神堂、心俞

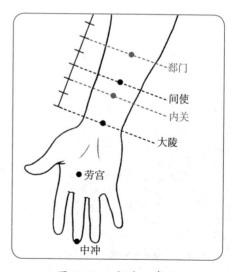

图3-31 内关、郄门

十、高脂血症

高脂血症是指由于脂肪代谢或运转异常使血浆中一种或几种脂质高于正常。高脂血症是临床常见病之一，多见于中老年人。可表现为高胆固醇血症、高甘油三酯血症或两者兼有。高脂血症可分为原发性和继发性两类。原发性高脂血症与先天性和遗传有关，是由于基因缺陷导致脂蛋白代谢异常。继发性高脂血症多继发于糖尿病、高血压、甲状腺功能低下、肥胖等疾病，或因烟酒、饮食不当、体力活动过少、精神紧张、口服避孕药等因素所致。本病属中医学"痰证""胸痹""眩晕"等病症范畴。

【常见症状】多数高脂血症患者无明显不适症状，大多是体检或做检查时发现。部分患者可有头痛、眩晕、目干、心烦胸闷等症状。

【刮痧治疗】

取穴：曲池、阴陵泉、三阴交、足三里、丰隆。（图3-32至图3-34）

操作方法：先刮曲池，再刮阴陵泉、三阴交、足三里、丰隆。

【注意事项】

（1）戒烟酒，宜低脂低糖饮食，忌食或少食动物油、蛋黄、动物内脏、鱼子和脑等，多食水果、蔬菜、豆制品、瘦肉等。

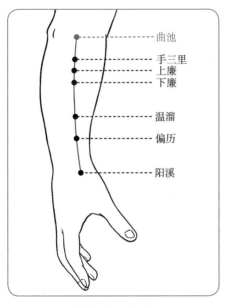

图 3-32　曲池

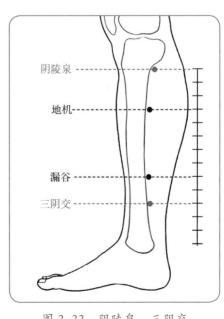

图 3-33　阴陵泉、三阴交

（2）加强体育锻炼，保持正常体重。

十一、胃炎

胃炎是指任何病因引起的胃黏膜炎症。按发病的急缓，可将胃炎进一步分为急性胃炎和慢性胃炎。根据胃黏膜损伤的严重程度，也可将胃炎分为糜烂性胃炎和非糜烂性胃炎。本病属中医学"恶心""呕吐"等范畴。

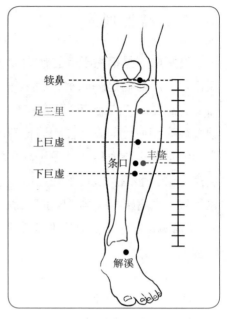

图 3-34　足三里、丰隆

【常见症状】急性胃炎发病急骤，轻者仅有食欲不振、腹痛、恶心、呕吐；严重者可出现呕血、黑便、脱水、电解质及酸碱平衡紊乱，有细菌感染者常伴有全身中毒症状。

慢性胃炎缺乏特异性症状，症状的轻重与胃黏膜的病变程度并非一致。大多数患者常无明显症状或有不同程度的消化不良症状，如上腹隐痛、食欲减退、餐后饱胀、反酸等。

【刮痧治疗】

取穴：上脘至中脘、梁门、内关、梁丘、足三里。（图 3-35 至 3-37）

操作方法：先刮上脘至中脘、梁门，再刮内关，最后刮梁丘、足三里。

【注意事项】

（1）刮痧术前少量进食，饮食忌暴饮暴食，或饥饱无常，忌烟酒辛辣之品，忌不洁饮食，应以少食多餐，清淡易消化为原则。

（2）重视精神方面的调摄，保持心情愉悦。

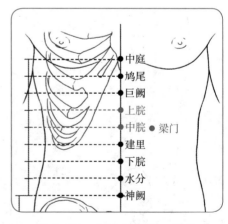

图 3-35　上脘至中脘、梁门

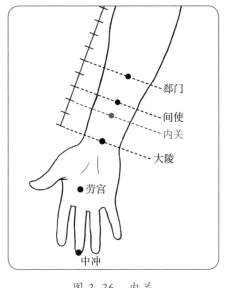

图 3-36　内关

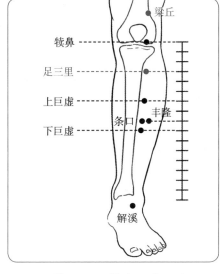

图 3-37　梁丘、足三里

十二、急性胃肠炎

急性胃肠炎是夏秋季的常见病、多发病，多由于细菌及病毒等感染所致。临床主要表现为上消化道症状及程度不等的腹泻和腹部不适，随后出现电解质和液体的丢失。急性胃肠炎可分为急性胃炎、急性肠炎、急性胃肠炎三型。急性胃炎表现为恶心、呕吐、上腹部疼痛不适等。急性肠炎表现为腹痛、腹泻一日数次或十数次，粪便为糊状或为黄色水样，可带有泡沫或少量黏液。急性胃肠炎则具有急性胃炎和肠炎两者的表现。有的患者可有发热、全身不适、过敏症状等，一般在 2~5 天内恢复。患者一般发病前有不洁饮食史，同食者往往一起发病。本病属中医学"呕吐""腹痛""泻泄"等范畴。

【常见症状】多数急性起病，开始表现为恶心、呕吐，继以腹泻，每日3~5 次甚至数十次不等，大便多呈水样，深黄色或带绿色，恶臭，可伴有腹部绞痛、发热、全身酸痛等症状。

【刮痧治疗】

取穴：脾俞至大肠俞、天枢、足三里至下巨虚、阴陵泉。（图 3-38 至图 3-41）

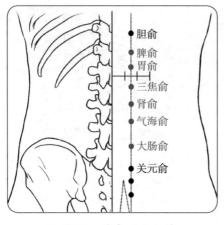

图 3-38　脾俞到大肠俞

操作方法：先刮脾俞至大肠俞，再刮天枢，最后刮足三里至上巨虚、阴陵泉。对急性腹泻可在肘窝、腘窝处放痧，身热加刮曲池至合谷。

【注意事项】

（1）注意饮食及个人卫生。

（2）注意家庭用品的消毒，包括餐具、毛巾、衣物等，以及家中马桶、水龙头开关也要注意消毒。

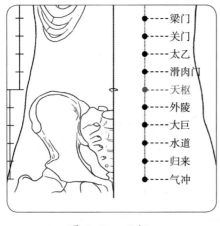

图 3-39　天枢

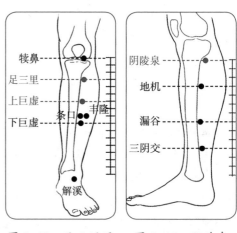

图 3-40　足三里至
上巨虚

图 3-41　阴陵泉

十三、消化性溃疡

一般将胃溃疡和十二指肠溃疡合称为消化性溃疡，有时简称为溃疡。消化性溃疡的形成主要与原本消化食物的胃酸和胃蛋白酶对自身的胃壁和十二指肠壁的消化作用有关。胃溃疡好发于中老年人，十二指肠溃疡则以中青年人为主。十二指肠溃疡多于胃溃疡，约为胃溃疡的 3 倍。男性患消化性溃疡的比例高于女性。本病属中医学"胃脘痛""心口痛"等范畴。

【常见症状】上腹痛为主要症状，可为钝痛、灼痛、胀痛或剧痛，也可仅为饥饿样不适感。胃溃疡患者疼痛多为进食后加重，十二指肠溃疡患者疼痛多为进食后缓解；也可见其他胃肠道症状及全身症状，如嗳气、反酸、胸骨后灼烧感、流涎、恶心、呕吐、便秘等；上消化道出血是消化性溃疡最常见的并发症，最多见的表现为黑便，少数患者有呕血。呕血者往往伴有黑便，而黑便不一定伴有呕血。

另外患者还可能有与出血有关的其他表现，如口渴、冷汗、手脚冰冷、头晕、昏厥、心悸、低血压等。出血量过大者可以危及生命。

【刮痧治疗】

取穴：大椎、大杼、膏肓、脾俞、胃俞、上脘至中脘、足三里。（图 3-42 至图 3-44）

操作方法：先刮大椎、大杼、膏肓、脾俞、胃俞，再刮上脘至中脘，最后刮足三里。

【注意事项】

（1）刮痧术前宜少量进食，重视饮食方面的调摄，忌暴饮暴食，或

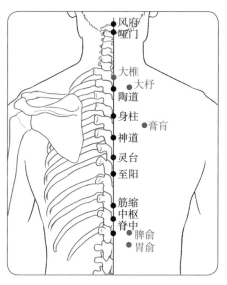

图 3-42　大椎、大杼、膏肓、脾俞、胃俞

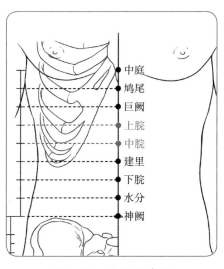

图 3-43　上脘至中脘

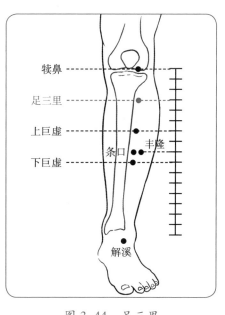

图 3-44　足三里

饥饱无常，应以少食多餐，清淡易消化为原则。

（2）重视精神方面的调摄，保持心情愉悦。

十四、胃下垂

胃下垂是指站立时，胃的下缘达盆腔，胃小弯弧线最低点降至髂嵴连线（约在肚脐水平线上）以下，称为胃下垂。胃下垂是一种功能性疾病，乃由于胃平滑肌或韧带松弛所致。临床上以瘦长体形者多见。本病属中医学"胃缓"范畴。

【常见症状】轻度胃下垂者一般无症状，下垂明显者有上腹不适，腹胀，以饭后明显，伴恶心、嗳气、厌食、便秘等，有时腹部有深部隐痛感，常于餐后、站立及劳累后加重，平卧时减轻。长期胃下垂者常有消瘦、乏力、站立性昏厥、低血压、心悸、失眠、多梦、头痛等症状。

【刮痧治疗】

取穴：百会、脾俞至肾俞、上脘至下脘、关元、足三里。（图 3-45 至图 3-48）

操作方法：先刮百会，再刮脾俞至肾俞，然后刮上脘至下脘、关元，最后刮足三里。

【注意事项】

（1）重视饮食方面的调摄，忌暴饮暴食，宜少食多餐。禁肥甘、辛辣刺激之品，宜易消化、营养丰富的食品。

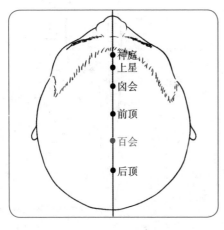

图 3-45　百会

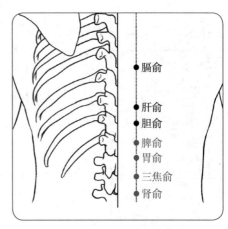

图 3-46　脾俞至肾俞

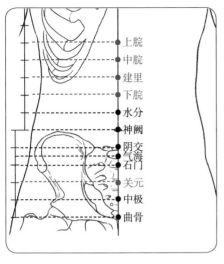

图 3-47　上脘至下脘、关元

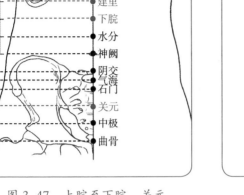

图 3-48　足三里

（2）不要参加重体力劳动和剧烈活动，特别是进食后。

（3）戒烟酒。

十五、胃食管反流病

胃食管反流病是指过多胃、十二指肠内容物反流入食管引起烧心等症状，并可导致食管炎和咽、喉、气道等食管以外的组织损害。胃食管反流病的典型症状为烧心和反酸；还有一些不典型症状如嗳气、上腹痛、恶心、胸骨后痛；食管外表现如哮喘、慢性咳嗽、咽部异物感、声音嘶哑等。本病属中医学"吐酸""嘈杂""胃痛""噎膈"等范畴。

【常见症状】本病最常见症状为烧心感或疼痛。烧心是指胸骨后或剑突下烧灼感。症状多在食后1小时左右发生，疼痛可放射到肩胛区、颈、耳或上臂；或在身体前屈、仰卧或侧卧、剧烈运动时诱发；直立位症状可消失。过热、过酸食物可使症状加重。常见反酸，每于餐后、躯干前屈或夜间卧床睡觉时，常有酸性液体或食物从胃、食管反流到咽部或口腔。此症状多在胸骨下烧灼感或烧心发生前出现。部分患者有吞咽困难，可能是由于食管炎引起继发性食管痉挛，症状呈间歇性；少数患者吞咽困难是由于食管瘢痕形成狭窄，吞咽困难会持续加重伴疼痛。

【刮痧治疗】

取穴：脾俞、胃俞、中脘、天枢、内关、足三里。（图 3-49 至图 3-52）

操作方法：先刮脾俞、胃俞，再刮中脘、天枢，然后刮内关，最后刮足三里。

【注意事项】

（1）抬高床头，餐后 3 小时避免卧床可以减少胃酸反流至食管。

（2）减少脂肪摄入，戒烟酒，忌辛辣刺激食物，宜少食多餐，少食酸性饮料和甜食，如柠檬汁、巧克力等。

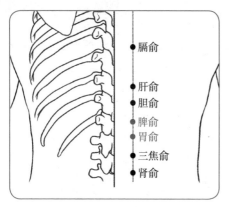

图 3-49　脾俞、胃俞

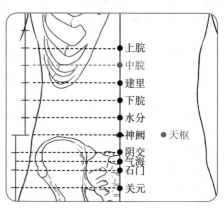

图 3-50　中脘、天枢

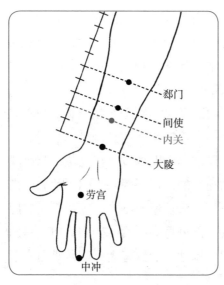

图 3-51　内关

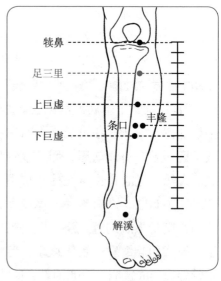

图 3-52　足三里

十六、胆囊炎

胆囊炎分急性和慢性两种，为临床常见病，尤以肥胖、多产、40 岁左右的女性发病率较高。急性胆囊炎发病与胆汁淤滞和细菌感染密切相关。慢性胆囊炎是指胆囊的慢性炎症，引起慢性炎症最常见的原因是胆囊内有结石。胆囊炎患者中约 70% 伴有胆结石。一般认为胆囊小结石易阻塞胆囊管，引起急性胆囊炎；而较大的结石常无明显的腹部绞痛，仅引起慢性胆囊炎的表现。本病属中医学"胁痛""黄疸"等范畴。

【常见症状】急性胆囊炎或慢性胆囊炎急性发作常见于患者在进油腻晚餐后半夜发病。主要症状为右上腹持续性疼痛、阵发性加剧，可向右肩背放射；常伴发热、恶心呕吐，但寒战少见，黄疸轻。慢性胆囊炎症状不典型，多数表现为厌油腻食物、上腹部闷胀、嗳气、胃部灼热等，有时因结石梗阻胆囊管，可呈急性发作，但当结石移动、梗阻解除，即迅速好转。

【刮痧治疗】

取穴：双侧肝俞至胃俞、上脘至中脘、右侧期门、章门，双侧太冲、右侧阳陵泉、双侧胆囊穴。（图 3-53 至图 3-57）

操作方法：先刮双侧肝俞至胃俞，再刮上脘至中脘、右侧期门、章门，最后刮双侧太冲、右侧阳陵泉，点揉胆囊穴。

【注意事项】

（1）控制饮食，日常饮食宜低脂肪低胆固醇饮食，多吃蔬菜水果，少

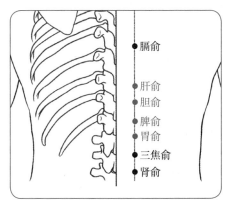

图 3-53　肝俞至胃俞

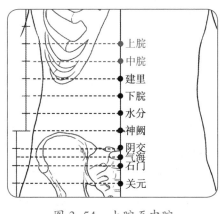

图 3-54　上脘至中脘

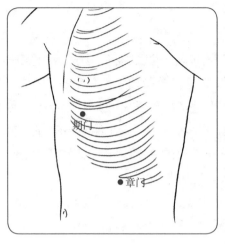

图 3-55 期门、章门

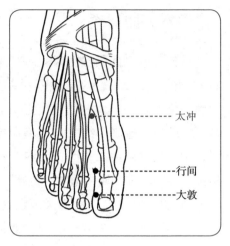

图 3-56 太冲

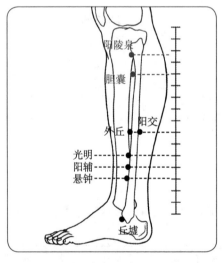

图 3-57 阳陵泉、胆囊

吃动物内脏、蛋黄等。胆囊炎急性发作期，应禁食脂肪类食物，不要饱餐，而应采用高碳水化合物流质饮食如稀饭等。

（2）对有胆石症反复发作的患者可考虑手术治疗。

十七、胆石症

胆石症是指胆管或胆囊产生胆石而引起剧烈的腹痛、黄疸、发热等症状的一种疾病。主要是由于胆汁淤积，胆固醇代谢障碍及胆道感染所致。胆石症是最常见的胆道疾病。本病属中医学"胁痛""黄疸"等病症范畴。

【常见症状】胆石症发作期症状见上腹或右上腹剧烈绞痛，可放射至右肩背部，甚至可诱发心绞痛、发热、恶心、呕吐、腹胀和食欲下降、黄疸等。

胆石症慢性期（发作间歇期）临床症状多不典型，可见右上腹或上腹不同程度的隐痛或刺痛，进食油腻食物或劳累后症状加重。

【刮痧治疗】

取穴：天宗、胆俞、背部阿是穴（压痛点）、中脘、足三里。（图3-58至图3-61）

操作方法：先刮天宗、胆俞及背部阿是穴（压痛点），再刮中脘，最后刮足三里。

【注意事项】

（1）饮食宜清淡，忌酒，平时少吃高脂肪、高胆固醇的食物，如肥肉、动物内脏、蛋黄、鱼子等，发作期忌食油腻与辛辣之食品，饮食以少食多餐为宜。

（2）保持情志舒畅，使胆汁分泌正常，不易淤滞成为结石。

（3）胆道蛔虫患者，应积极驱虫。

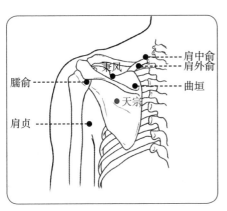

图 3-58　天宗

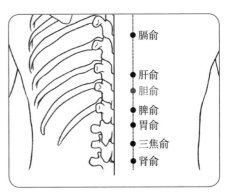

3-59　胆俞

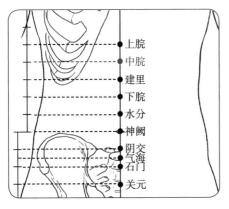

图 3-60　中脘

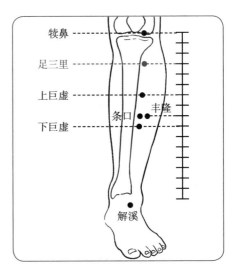

图 3-61　足三里

十八、脂肪肝

脂肪肝是指由于各种原因引起的肝细胞内脂肪堆积过多的病变。脂肪性肝病正严重威胁国人的健康，成为仅次于病毒性肝炎的第二大肝病，已被公认为隐蔽性肝硬化的常见原因。其临床表现轻者无症状，重者病情凶猛。一般而言，脂肪肝属可逆性疾病，早期诊断并及时治疗常可恢复正常。正常肝内脂肪占肝重的 3%~4%，如果脂肪含量超过肝重的 5% 即为脂肪肝，严重者脂肪量可达 40%~50%。脂肪肝的脂类主要是甘油三酯。该病一般可分为急性和慢性两种。急性脂肪肝类似于急性、亚急性病毒性肝炎，比较少见。慢性脂肪肝较为常见，起病缓慢、隐匿，病程漫长。早期没有明显的临床症状，一般是在做 B 超时偶然发现，部分患者可出现食欲减退、恶心、乏力、肝区疼痛、腹胀、右上腹胀满和压迫感。由于这些症状没有特异性，与一般的慢性胃炎、胆囊炎相似，因而往往容易被误诊误治。

【常见症状】轻度脂肪肝多无临床症状，易被忽视。约 25% 以上的脂肪肝患者临床上无症状，有的仅有疲乏感，而多数脂肪肝患者较胖。中重度脂肪肝有类似慢性肝炎的表现，可有食欲不振、疲倦乏力、恶心、呕吐、体重减轻、肝区或右上腹隐痛等。肝脏轻度肿大可有触痛，质地稍韧、边缘钝、表面光滑，少数患者可有脾肿大和肝掌。当肝内脂肪沉积过多时，可使肝被膜膨胀、肝韧带牵拉，而引起右上腹剧烈疼痛或压痛、发热等。

【刮痧治疗】

取穴：肝俞、期门、章门、京门、阴陵泉、三阴交、足三里、丰隆。（图 3-62 至图 3-66）

操作方法：先刮肝俞，再刮期门、章门、京门，最后刮阴陵泉、三阴交、足三里、丰隆。

【注意事项】

（1）均衡合理膳食。每日三餐膳食要粗细搭配，营养平衡。

（2）坚持体育锻炼。

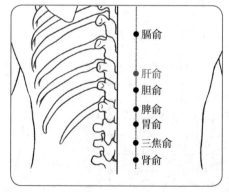

膈俞
肝俞
胆俞
脾俞
胃俞
三焦俞
肾俞

图 3-62 肝俞

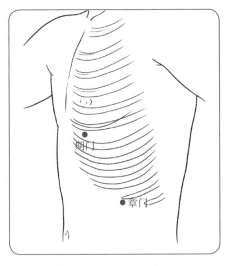

图 3-63 期门、章门

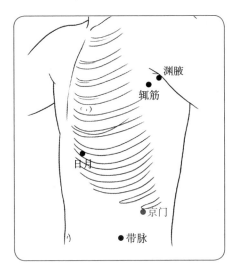

图 3-64 京门

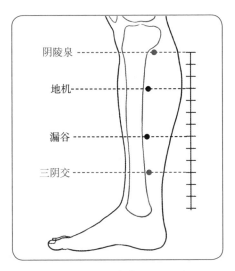

图 3-65 阴陵泉、三阴交

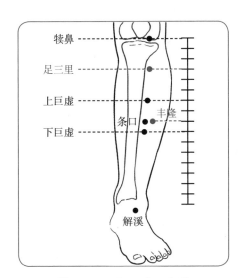

图 3-66 足三里、丰隆

（3）避免滥用药物，减少肝脏代谢负担和损害。

（4）保持心情愉悦。

十九、习惯性便秘

习惯性便秘是指长期的慢性功能性便秘，多发于老年人。习惯性便秘或功能性便秘不是由于身体器质性的病变引起的，多起因于精神紧张，心理压力大，肠胃蠕动失调，或者有便意忍便，形成恶性循环，导致习惯性便秘。临床表现为排便次数明显减少，每 2~3 天或更长时间一次，无规律，粪质干硬，排便困难。有些正常人数天才排便一次，但无不适感，这种情况不属于便秘。

【常见症状】症状一般为大便干燥，排便困难，每 2~3 日或更长时间排便一次，或无规律，或有的大便次数正常，但粪质干硬，排便艰难。长期便秘可引起腹胀，甚至腹痛，头晕头胀，食欲减退，睡眠不安或导致肛裂和痔疮。

【刮痧治疗】

取穴：大椎、大杼、肾俞至大肠俞、天枢、气海、支沟、上巨虚。（图 3-67 至图 3-71）

操作方法：先刮大椎、大杼、肾俞至大肠俞，再刮天枢、气海，然后刮支沟，最后刮上巨虚。

【注意事项】

（1）应多食粗纤维含量高的水果，如枣、柿子、葡萄、杏子、苹

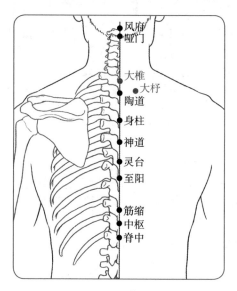

图 3-67　大椎、大杼

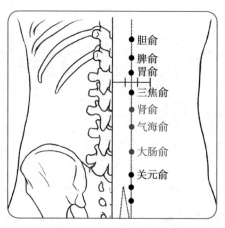

图 3-68　肾俞到大肠俞

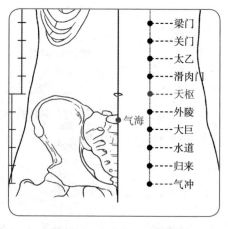

图 3-69　天枢、气海

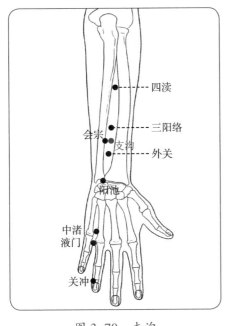

图 3-70 支沟

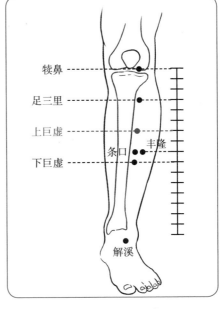

图 3-71 上巨虚

果、鸭梨、香蕉等，多食蔬菜，多饮水。

（2）积极进行体育活动，保持乐观的精神状态。

二十、泌尿系结石

泌尿系结石是肾、输尿管、膀胱和尿道结石的总称。泌尿系结石是常见病，以肾与输尿管结石多见。临床以突然发生的剧烈腰痛牵引少腹、尿频、尿急、尿痛、尿色混浊甚至尿中有血或砂石为主要表现。本病属中医学"石淋""砂淋""血淋"等疾病范畴。

【常见症状】其临床表现为常在剧烈运动、劳动、长途乘车后突然发病，剧烈腰痛，疼痛多呈持续性或间歇性，并沿输尿管向髂窝、会阴及阴囊等处放射，出现血尿或脓尿，排尿困难或尿流中断等，伴腹胀、恶心、呕吐等症。

【刮痧治疗】

取穴：大椎、大杼、肺俞、膀胱俞、中极、阴陵泉、三阴交。（图 3-72 至图 3-75）

操作方法：先刮大椎、大杼、肺俞、膀胱俞，再刮中极，最后刮阴陵

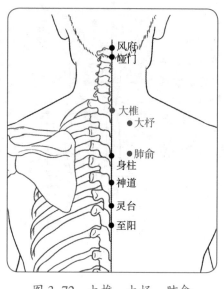

图 3-72　大椎、大杼、肺俞

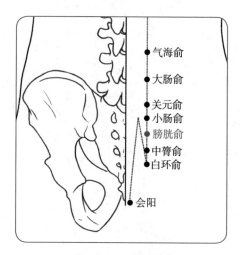

图 3-73　膀胱俞

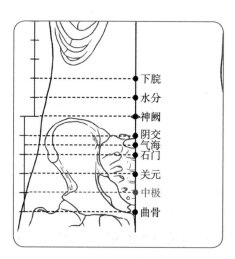

图 3-74　中极

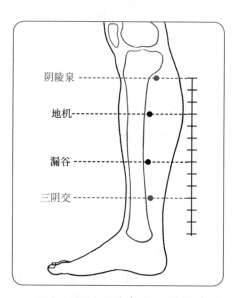

图 3-75　阴陵泉、三阴交

泉、三阴交。

【注意事项】

（1）应禁食含胆固醇高的动物肝脏、肾脏、脑、海虾、螃蟹等，少食含草酸及高钙的食品，如菠菜、油菜、海带、巧克力、腌带鱼等。

（2）忌酒、浓茶、浓咖啡等。

二十一、慢性肾盂肾炎

慢性肾盂肾炎是细菌感染肾脏引起的慢性炎症，病变主要侵犯肾间质和肾盂、肾盏组织。由于炎症的持续进行或反复发生导致肾间质、肾盂、肾盏的损害，形成瘢痕，以至肾发生萎缩和出现功能障碍。平时患者可能仅有腰酸和（或）低热，没有明显的尿路感染的尿痛、尿频和尿急症状，其主要表现是夜尿增多及尿中有少量白细胞和蛋白等。患者有长期或反复发作的尿路感染病史，在晚期可出现尿毒症。本病属中医学"淋证""水肿"等范畴。

【常见症状】症状可见畏寒、发热、乏力、食欲不振、腰酸、腰痛、尿频、尿急、尿痛及排尿困难等。

【刮痧治疗】

取穴：肾俞、膀胱俞、中极、阴陵泉、三阴交。（图 3-76 至图 3-78）

操作方法：先刮肾俞、膀胱俞，再刮中极，最后刮阴陵泉、三阴交。伴小便赤热、灼痛感加刮内庭；小便带血而痛加刮血海；小腹胀满加刮气海；小便浑浊加刮脾俞、肾俞。

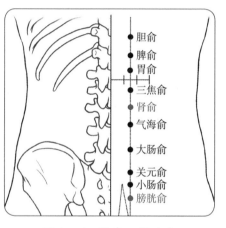

图 3-76　肾俞、膀胱俞

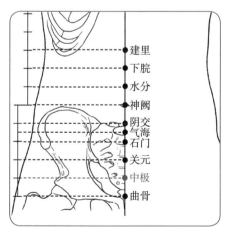

图 3-77　中极

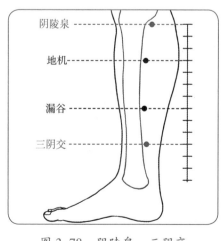

图 3-78　阴陵泉、三阴交

【注意事项】

（1）慢性肾盂肾炎急性发作期应卧床休息，恢复期可逐步增加活动。

（2）应及时排尿，尤其女性在性生活后应及时排尿，以冲去进入尿道与膀胱内的细菌。

（3）多饮水。

（4）注意性生活卫生。

二十二、尿潴留

膀胱内积有大量尿液而不能排出，称为尿潴留。引起尿潴留的原因很多，一般可分为机械性梗阻和动力性梗阻两类。机械性梗阻尿潴留有前列腺肥大、尿道狭窄、膀胱或尿道结石、肿瘤等疾病，阻塞了膀胱颈或尿道而发生尿潴留。动力性梗阻尿潴留膀胱和尿道并无器质性病变，尿潴留是由于排尿功能障碍引起的。如脑肿瘤、脑外伤、脊髓肿瘤、脊髓损伤、周围神经疾病以及手术和麻醉等。尿潴留可继发其他疾病，如继发尿路感染、继发反流性肾病等，严重者最后导致慢性肾功能衰竭。本病属中医学"癃闭"范畴。

【常见症状】 小便短涩仅点滴而下或尿如细线，小腹坠胀疼痛，或小便突然闭塞不通，小腹胀急，精神不振等。

【刮痧治疗】

取穴：三焦俞、膀胱俞、中极、归来、阴陵泉、三阴交。（图 3-79 至 3-81）

操作方法：先刮三焦俞、膀胱俞，再刮中极、归来，最后刮阴陵泉、三阴交。

【注意事项】

（1）应注意结合西医导尿措施进行治疗。

（2）患者在治疗期间，应解除

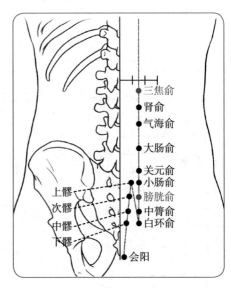

图 3-79 三焦俞、膀胱俞

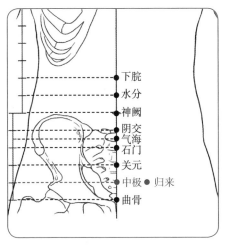

图 3-80 中极、归来

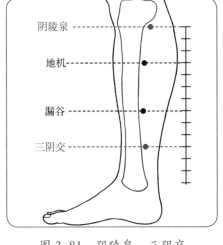

图 3-81 阴陵泉、三阴交

患者精神紧张，并要求其反复做腹肌收缩、松弛的交替锻炼。

二十三、前列腺炎

前列腺炎是指前列腺特异性和非特异感染所致的急慢性炎症，从而引起全身或局部症状。按照病程分，可分为急性前列腺炎和慢性前列腺炎。其中急性前列腺炎是由细菌感染而引起的急性前列腺炎症。慢性前列腺炎分为细菌性前列腺炎和前列腺病。慢性细菌性前列腺炎常由急性前列腺炎转变而来；前列腺病常由病毒感染、泌尿系结石、前列腺慢性充血等引起。性交中断、性生活频繁、慢性便秘均是前列腺充血的原因。本病属中医学"精浊""白浊"等病症范畴。

【常见症状】急性前列腺炎症状见排尿时有烧灼感、尿急、尿频，可伴有排尿终末血尿或尿道脓性分泌物；会阴或耻骨上区域有重压感，久坐或排便时加重，且向腰部、下腹、背部及大腿等处放射，若有小脓肿形成，疼痛加剧而不能排便；直肠症状为直肠胀满、便急和排便感，大便时尿道口可流出白色分泌物；可有恶寒、发热、乏力等全身症状。

慢性前列腺炎的症状多样，复杂多变。常见的症状有排尿不适，如尿频、排尿时尿道灼热、疼痛并放射到阴茎头部，清晨尿道口可有黏液等分泌物，还可出现排尿困难的感觉；局部症状有后尿道、会阴和肛门处坠胀不适感，下蹲、大便及长时间坐在椅凳上胀痛加重；具有放射性疼痛，慢性前列腺炎的疼痛并不止局限在尿道和会阴，还会向其附近放射，以下腰痛最为多见；具有性功能障碍，慢性前列腺炎可引起性欲减退和射精痛，早泄，并影响精液质量，在排尿后或大便时还可以出现尿道口流白；其他症状可见乏力、头晕、失眠等。

【刮痧治疗】

取穴：肾俞、膀胱俞、秩边、气海、中极、阴陵泉、三阴交、大墩。（图3-82至图3-86）

操作方法：先刮肾俞、膀胱俞、秩边，点揉气海、中极，最后刮阴陵泉、三阴交、大敦。

【注意事项】

（1）如包皮过长者要及早做包皮环切手术，注意阴部卫生，防治尿路感染。

（2）树立正确的性观念，避免性生活过频。

（3）养成及时排尿的习惯，不

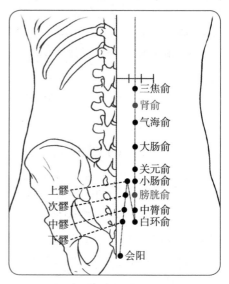

图 3-82　肾俞、膀胱俞

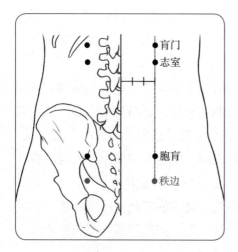

图 3-83　秩边

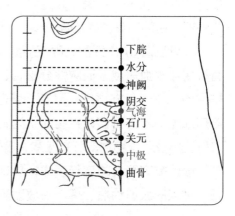

图 3-84　气海、中极

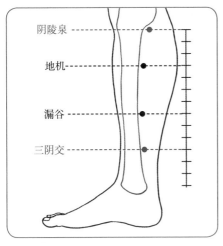

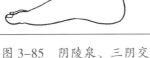

图 3-85　阴陵泉、三阴交

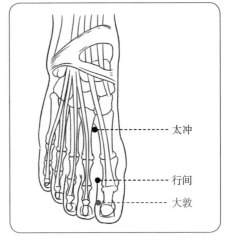

图 3-86　大敦

久坐和长时间骑自行车，加强性格修养，保持心情愉悦，心胸豁达。

（4）戒烟限酒。

二十四、前列腺增生症

前列腺增生症是老年男性常见病，男性 40 岁以上前列腺开始增生，但发病年龄均在 50 岁以后，发病率随着年龄的增大而增加。前列腺增生症的发病原因仍不很清楚。多数学者认为可能与体内性激素的平衡失调有关。本病属中医学"癃闭""淋症""精癃"的范畴。

【常见症状】症状以夜尿次数增多为明显，小便不通或排尿困难甚至充盈性尿失禁或尿潴留。若并发感染、结石则有尿急、尿痛、血尿。部分患者出现痔疮、疝气、脱肛等并发症。

【刮痧治疗】

取穴：肾俞、膀胱俞、气海、中极、归来、血海、阴陵泉、三阴交。（图 3-87 至图 3-90）

操作方法：先刮肾俞、膀胱俞，再刮气海、中极、归来，最后刮血海、阴陵泉、三阴交。

【注意事项】

（1）本病引起急性尿潴留时应结合西医外科导尿措施。

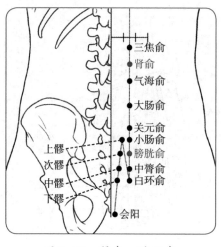

图 3-87　肾俞、膀胱俞

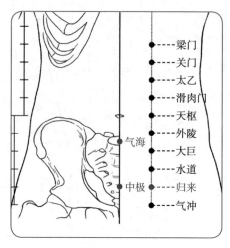

图 3-88　气海、中极、归来

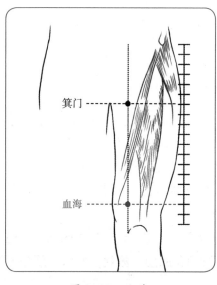

图 3-89　血海

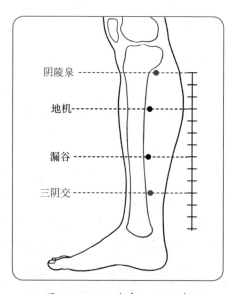

图 3-90　阴陵泉、三阴交

二十五、早泄

早泄是指已做好性交准备，或阴茎插入阴道时间较短，在女性尚未达到性高潮，而男性的性交时间短于 2 分钟就过早射精，影响性生活的一种病症。早泄是临床常见的性功能障碍之一。如果不及时治疗，久之则易导致阳痿。需要注意的是偶然一次早泄不能称早泄，只有经常早泄而不能进行性交者，方可确认为早泄。引起早泄的原因多种多样，但大多为精神心理因素，如心情过度紧张，身体过度疲劳，或手淫过频等。引起早泄的器质性原因较少，如多发性硬化、脊髓肿瘤、脑血管意外、包茎、尿道炎、附睾炎、慢性前列腺炎等。

【常见症状】性交时间短，阴茎插入阴道不足 2 分钟，常伴精神紧张或心虚胆怯、心悸烦躁、性欲减退、腰酸腿软等。

【刮痧治疗】

取穴：心俞、胆俞、膻中、关元、三阴交、太溪、太冲。（图 3-91 至图 3-95）

操作方法：先刮心俞、胆俞，再刮膻中，然后刮关元，最后刮三阴交、太溪、太冲。

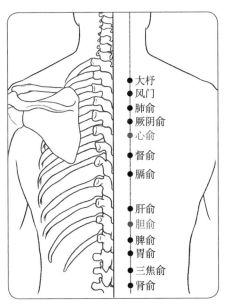

图 3-91　心俞、胆俞

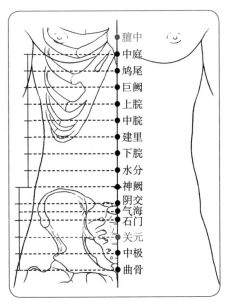

图 3-92　膻中、关元

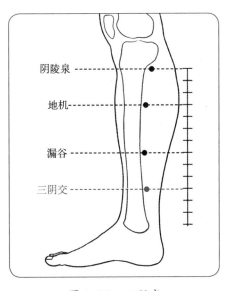

图 3-93　三阴交

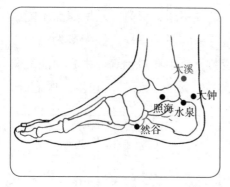

图 3-94　太溪

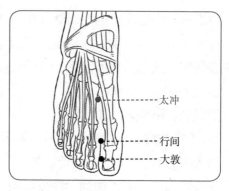

图 3-95　太冲

【注意事项】

（1）戒除手淫，避免婚前性行为。

（2）多参加体育锻炼，提高身心素质。

（3）调整情绪，性生活时要做到放松。

（4）适当多食补肾食品，如牡蛎、胡桃肉、栗子、甲鱼、文蛤、猪腰等。

二十六、阳痿

阳痿是指在有性欲要求时，阴茎不能勃起或勃起不坚，或者虽然有勃起且有一定的硬度，但不能保持性交的足够时间而影响性生活的一种病症。阴茎完全不能勃起者称为完全性阳痿，阴茎虽能勃起但不具有性交需要的足够硬度者称为不完全性阳痿。从发育开始后就发生阳痿者称原发性阳痿。引起阳痿的原因很多，精神紧张、性生活过频、其他重要器官的疾病、酗酒、长期使用一些药品如安眠药或麻醉药品等都可导致阳痿。50岁以上的男子出现阳痿，多数是生理性的退行性变化。

【常见症状】阴茎不能完全勃起或勃起不坚，以至于不能圆满进行正常的性生活，伴头晕目眩、心悸、耳鸣、失眠、焦虑和急躁、腰酸腿痛、乏力等症状。

【刮痧治疗】

取穴：气海至关元、肾俞、命门、志室、次髎、足三里、三阴交、太溪。（图 3-96 至图 3-99）

操作方法：先刮气海至关元；
再刮肾俞、命门、志室、次髎，最
后刮足三里、三阴交、太溪。

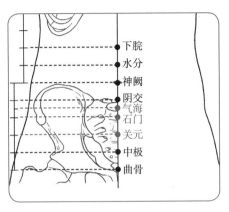

图 3-96　气海至关元

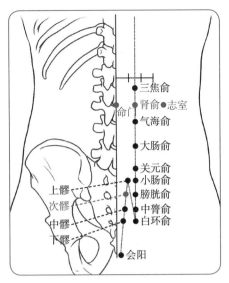

图 3-97　肾俞、命门、
志室、次髎

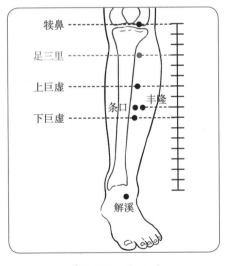

图 3-98　足三里

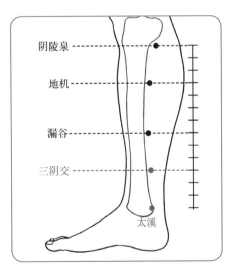

图 3-99　三阴交、太溪

【注意事项】

（1）消除心理因素，节制性生活。

（2）注意饮食调理，多食壮阳食物。

（3）积极进行体育锻炼，提高身体素质。

二十七、男性不育症

男性不育症是指夫妇婚后同居 2 年以上未采取任何避孕措施而女方未怀孕，其原因属于男方者，称为男性不育症。临床上把男性不育分为性功能障碍和性功能正常两类，后者依据精液分析结果可进一步分为无精子症、少精子症、弱精子症、精子无力症和精子数正常性不育等。

【常见症状】婚后同居 2 年以上未采取避孕措施而女方未怀孕，确定为男方因素的。一般无其他自觉症状。

【刮痧治疗】

取穴：脾俞、肾俞、命门、气海、关元、足三里、三阴交。（图3-100 至图 3-103）

操作方法：先刮脾俞、肾俞、命门，再刮气海、关元，最后刮足三里、三阴交。

【注意事项】

（1）要按时接种疫苗和养成良好的个人卫生习惯以预防各种可能危害男性生育能力的传染病，如流行性腮腺炎、性传播疾病等。

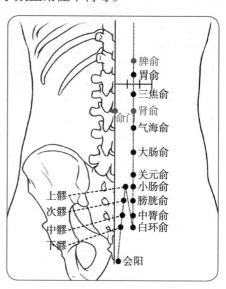

图 3-100　脾俞、肾俞、命门

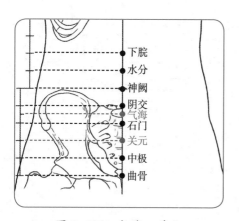

图 3-101　气海、关元

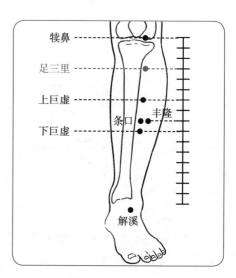

图 3-102　足三里

（2）避免经常接触放射性物质、高温及毒物，如必须接触则一定要严格按照操作规定和防护章程作业。

（3）避免任何能够使睾丸温度升高的因素，如长时间骑自行车、泡热水澡、穿牛仔裤等。

（4）改变不良的习惯，戒烟戒酒。

（5）要重视婚前的体检，做到早发现早治疗。

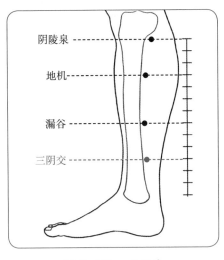

图 3-103　三阴交

二十八、失眠

失眠，是指经常不易入睡，或睡不深熟，易于醒觉，或通宵达旦，不能成寐。按临床表现分类：睡眠潜入期为入睡时间超过 30 分钟；睡眠维持为夜间觉醒次数超过 2 次或凌晨早醒；睡眠质量为多恶梦；总的睡眠时间少于 6 小时；日间残留效应为次日晨起感到头昏、精神不振、嗜睡、乏力等。按病程分类：病程小于 4 周为一次性或急性失眠；病程大于 4 周小于 3~6 个月为短期或亚急性失眠；病程大于 6 个月为长期或慢性失眠。按严重程度分类：轻度为偶发，对生活质量影响小；中度，每晚发生，中度影响生活质量，伴一定症状（易怒、焦虑、疲乏等）；重度，每晚发生，严重影响生活质量，临床症状表现突出。本病中医学称"不寐"。

【常见症状】症状可见入睡困难；不能熟睡；早醒、醒后无法再入睡；频频从噩梦中惊醒，自感整夜都在做噩梦；睡过之后精力没有恢复，仍觉疲倦；容易被惊醒，有的对声音敏感，有的对灯光敏感，经常失眠患者常伴见疲劳感、不安、全身不适、无精打采、反应迟缓、头痛、记忆力不集中。发病时间可长可短，短者数天可好转，长者持续数月甚至数年难以恢复。

【中医治疗】

取穴：四神聪、安眠、心俞、脾俞、肾俞、内关、神门、三阴交。（图 3-104 至图 3-108）

操作方法：先刮四神聪、安眠，再刮心俞、脾俞、肾俞，最后刮内关、神门、三阴交。伴口舌生疮加刮少冲、少泽放痧；胸脘胀闷、痰多、性情

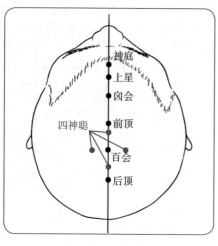

图 3-104　四神聪

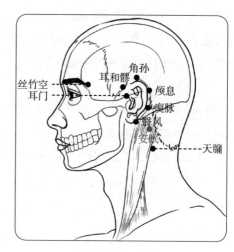

图 3-105　安眠

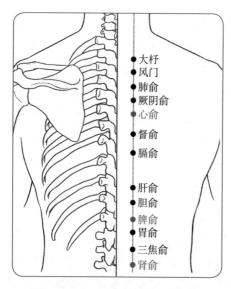

图 3-106　心俞、脾俞、肾俞

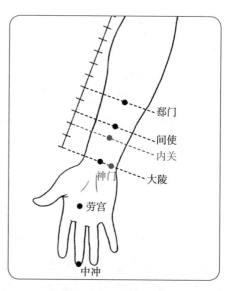

图 3-107　内关、神门

急躁加刮中脘、丰隆、行间至太冲。

【注意事项】

（1）失眠患者因长期失眠，往往身心疲惫，需配合心理安慰治疗。

（2）生活要有规律，定时上床，保持安静的睡眠环境，同时应注意睡觉前避免受到干扰，睡前不饮茶和咖啡等刺激性饮料。

（3）饮食宜清淡而富含蛋白质、维生素的食物。

（4）多参加体育锻炼，如气功、太极拳等。

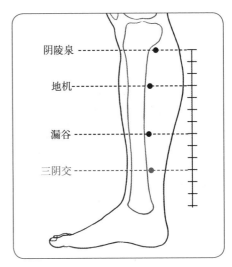

图 3-108　三阴交

二十九、面神经麻痹

面神经麻痹，俗称"面瘫"，是以面部表情肌群运动功能障碍为主要特征的疾病。主要症状为口眼歪斜，它是一种常见病、多发病，发病不受年龄限制。患者面部往往连最基本的抬眉、闭眼、鼓嘴等动作都无法完成。本病有中枢性面神经麻痹和周围性面神经麻痹。中枢性面神经麻痹常见于中枢系统疾病，如脑卒中后遗症伴面部肌肉运动功能障碍的表现。周围性面神经麻痹即通常所说的面神经麻痹，常见于吹风、受凉后发病。本病属中医学"面瘫"范畴。

【常见症状】多数患者往往于清晨洗脸、漱口时突然发现一侧脸部动作不灵、嘴巴歪斜。患侧面部呈松弛状态，前额皱纹消失、眼裂扩大、鼻唇沟平坦、口角下垂，露齿时口角向健侧偏歪，笑时口角歪斜更为明显，患侧不能作皱额、蹙眉、闭目、鼓腮和吹哨等动作，食物残渣常滞留于病侧的齿颊间隙内，并常有口水自该侧淌下。

【刮痧治疗】

取穴：风池至翳风、阳白、太阳、四白、地仓至颊车、合谷。（图3-109 至图 3-111）

操作方法：先刮风池至翳风，再刮阳白、太阳、四白、地仓至颊车，最后刮合谷。面瘫恢复期加刮足三里。

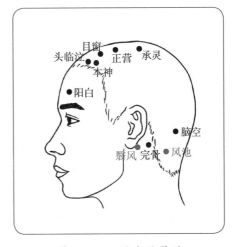

图 3-109　风池至翳风

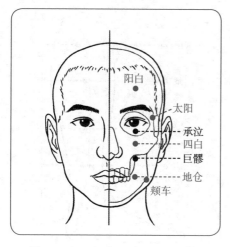

图 3-110　阳白、太阳、四白、
地仓至颊车

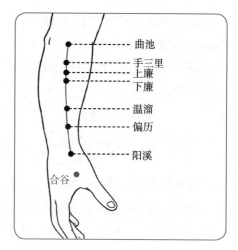

图 3-111　合谷

【注意事项】

（1）患者应在患侧面肌能活动时即进行自我功能训练，对着镜子做皱眉、举额、闭眼、露齿、鼓腮和吹口哨等动作，每日可行数次，每次数分钟，并辅以面部按摩。

（2）注意头面部保暖，勿用冷水洗脸。

（3）不能闭眼者，可用眼罩、眼药水加以保护。

三十、三叉神经痛

三叉神经痛是指发生在面部一侧或双侧三叉神经分布范围内的阵发性、短暂、闪电样、刀割样疼痛，常人难以忍受，发病率高，多在 40 岁以后起病，女性多于男性。三叉神经痛，又称痛性抽搐，在临床上通常将三叉神经痛分为原发性和继发性两种。原发性三叉神经痛尚未能发现病因，继发性三叉神经痛，常继发于局部感染、外伤、三叉神经所通过的骨孔狭窄、肿瘤、血管畸形、血液循环障碍等。本病属中医学"面痛"范畴。

【常见症状】 本病的症状特点是，在头面部三叉神经分布范围内，骤起骤停、闪电样、刀割样、烧灼样、顽固性、难以忍受的剧烈性疼痛。说话、刷牙或微风拂面时都会导致阵痛，三叉神经痛患者常因此不敢擦脸、进食，甚至连口水也不敢下咽，从而影响正常的生活和工作。

【刮痧治疗】

取穴：面部穴位上关、下关、攒竹、阳白、鱼腰、四白、巨髎、颧髎、夹承浆、颊车。（图3-112）

操作方法：点揉以上各经穴。

【注意事项】

（1）饮食宜选择质软、易咀嚼食物，因咀嚼诱发疼痛的患者，则要进食流食，忌辛辣刺激，油炸食物，海鲜产品以及热性食物等；多食新鲜水果，蔬菜及豆制品，饮食以清淡为宜。

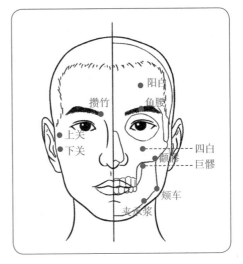

图3-112　面部穴位

（2）吃饭、漱口、说话、刷牙、洗脸动作宜轻柔。

（3）注意头、面部保暖，平时应保持情绪稳定，保证充足睡眠。

（4）适当参加体育锻炼，增强体质。

三十一、癫痫

癫痫，俗称"羊痫风"，是由于大脑神经元异常放电所引起的短暂中枢神经功能异常为特征的慢性脑部疾病，具有突然发生、反复发作的特点。本病发作时突然仆倒，昏不知人，四肢抽搐，口流涎沫，或偶有惊呼似羊鸣，醒后神志清如常人。各年龄段均可发病，尤以青少年多发，男性多于女性。本病属中医学"痫证"范畴。

【常见症状】癫痫的临床症状有多样性、反复发作性等特点。临床将癫痫发作分为多个类型。大发作：突然意识丧失，继之先强直后阵挛性痉挛。常伴尖叫、面色青紫、尿失禁、舌咬伤、口吐白沫或血沫、瞳孔散大。持续数十秒或数分钟后痉挛发作自然停止，进入昏睡状态。醒后有短时间的头昏、烦躁、疲乏，对发作过程不能回忆。若发作持续不断，一直处于昏迷状态者称大发作持续状态，常危及生命。小发作：突发性精神活动中断、意识丧失、可伴肌阵挛或自动症，一次发作数秒至十余秒。单纯部分性发作：某一局部或一侧肢体的强直、阵挛性发作，或感觉异常发作，历时短暂，意识清楚。精神运动性发作：精神感觉性、精神运动性及混合性发作。多有不同程度的意识障碍及明显的思维、知觉、情感和精神运动障碍。可有神游症、夜游症等自动症表现。有时在幻觉、妄想的支配下可发生伤人、自伤等暴力行为。自主神经性发作：可有头痛型、腹痛型、肢痛型、晕厥型或心血管型发作。

【刮痧治疗】

取穴：百会、风池、大椎、天柱至大杼、膏肓、神堂、间使、足三里至丰隆。（图3-113至图3-116）

操作方法：先刮百会、风池，再刮大椎、天柱至大杼、膏肓、神堂，最后刮间使、足三里至丰隆。

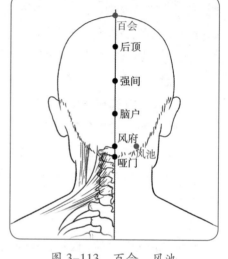

图 3-113　百会、风池

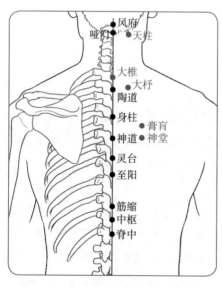

图 3-114　大椎、天柱至大杼、膏肓、神堂

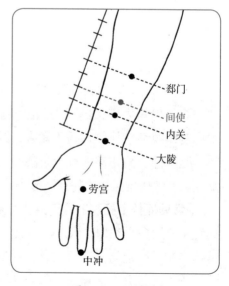

图 3-115　间使

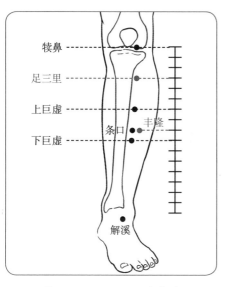

图 3-116　足三里至丰隆

【注意事项】

（1）癫痫属顽疾，不易根治，常反复发作，轻症患者可采用刮痧控制病情。对于有过癫痫大发作的患者，必须到专科医院严格诊疗。一旦癫痫大发作，在简单处理后必须及时配合药物治疗。

（2）患者禁烟酒，少食辛辣食物。

（3）患者平时不要单独外出，不宜登山驾车，不宜高空或水上作业。发作时要有人看护，保持呼吸道通畅，以免窒息致死。

三十二、老年痴呆症

老年痴呆症即阿尔茨海默病，是老年人最常见的神经变性疾病，指的是老年老化程度超过生理性老化，或过早老化，致使脑功能障碍，引起获得性、持续性智能障碍。本病属中医学"痴呆""健忘"等范畴。

【常见症状】常无确切起病时间和起病症状，早期往往不易被发现，一旦发生，即呈不可逆的缓慢进展。早期症状可见近事遗忘，性格改变，多疑，睡眠昼夜节律改变，但日常生活尚能自理；病情进一步发展则出现失语、失认、偶有意识障碍、日常生活不能自理，常有不耻行为，甚者出现幻听、幻视、妄想、躁狂或抑郁的症状。晚期则全面智能障碍，卧床、无自主运动，缄默无语，生活完全不能自理，最终因并发症致死。

【刮痧治疗】

取穴：四神聪、神庭、肾俞、神门、间使。（图3-117至图3-119）

操作方法：先刮四神聪、神庭，再刮肾俞，最后刮间使、神门。

【注意事项】

（1）老年人应多用脑，如多看书、学习新事物，刺激神经细胞活力。

（2）对老年性痴呆患者要加强护理，做到勤观察、多询问，老年人往往会出现其他脏器功能衰退或某些疾病，患者因感觉迟钝，反应能力差，若不细心观察、多询问，不及时处理，将造成严重的后果。

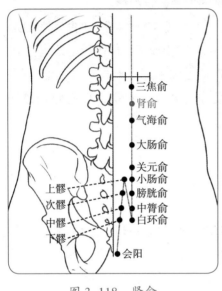

图 3-118　肾俞

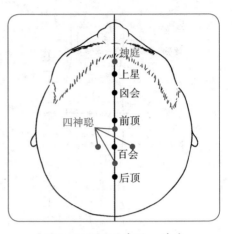

图 3-117　四神聪、神庭

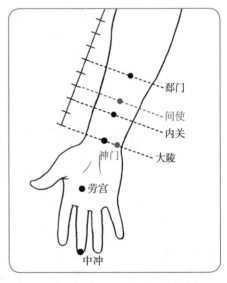

图 3-119　间使、神门

三十三、帕金森病

帕金森病又称"震颤麻痹"，是中老年人常见的一种中枢神经系统疾病，起病隐匿，病情发展缓慢。本病主要是因位于中脑部位"黑质"中的细胞发生病理性改变后，多巴胺的合成减少，抑制乙酰胆碱的功能降低，则乙酰胆碱的兴奋作用相对增强。两者失衡的结果便出现了"震颤麻痹"。本病属中医学"颤证"范畴。

【常见症状】肢体震颤，这往往是发病最早期的表现，也是最明显的症状；关节僵硬及肌肉发紧；行动迟缓如系鞋带、系纽扣等动作比以前缓慢许多，甚至无法顺利完成；步态改变，行走时起步困难，一旦开步，身体前倾，步伐小而越走越快，不能及时停步。还可合并出现语言减少和声音低沉单调、吞咽困难、流涎、睡眠障碍、抑郁或痴呆等症状。

【刮痧治疗】

取穴：肺俞、膏肓、神堂、风府、风池、天柱、曲池、手三里、腕骨、大陵、委中、承山、足三里、解溪。（图3-120至图3-125）

操作方法：先刮肺俞、膏肓、神堂，再刮风府、风池、天柱，然后刮曲池、手三里、腕骨、大陵，最后刮委中、承山、足三里、解溪。

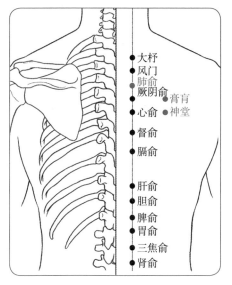

图3-120 肺俞、膏肓、神堂

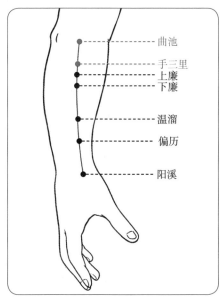

图3-122 曲池、手三里

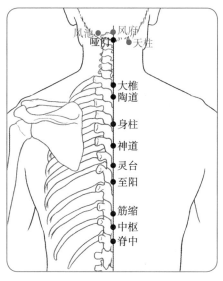

图3-121 风府、风池、天柱

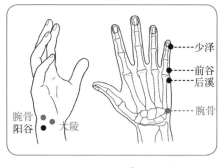

图3-123 腕骨、大陵

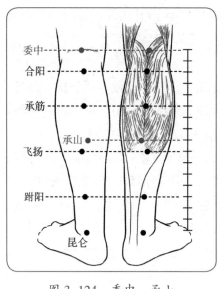

图 3-124　委中、承山

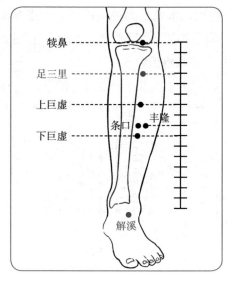

图 3-125　足三里、解溪

【注意事项】

（1）疾病早期应鼓励患者多活动，防止跌倒并尽量继续工作。

（2）多吃水果、蔬菜，戒烟酒。

（3）对长期卧床患者应勤翻身，可在床上做被动活动，以防并发症。

三十四、脑卒中后遗症

中风即脑血管意外，本病起病急，病死和病残率高，为老年人三大死因之一。中风可分为脑出血和脑梗死两种。脑出血多发生在白天活动时，如情绪激动、过量饮酒、过度劳累后，因血压突然升高导致脑血管破裂。发病前少数人有头晕、头痛、鼻出血和眼结膜出血等先兆症状，血压较高。患者突然昏倒后，立即出现昏迷、面色潮红、口眼歪斜和两眼向出血侧凝视，出血对侧肢体瘫痪、握拳，牙关紧闭，鼾声大作，或面色苍白、手撒口张、大小便失禁。有时可呕吐，严重的可伴有胃出血，呕吐物为咖啡色。脑梗死通常发生在睡眠或安静状态下。发病前，可有短暂脑缺血，如头晕、头痛、突然不会讲话，但不久又恢复，肢体感觉发麻、沉重等。往往在早晨起床时突然觉得半身不听使唤，神志多清醒，脉搏和呼吸明显改变，逐渐发展成偏瘫、单瘫、失语和偏盲。脑血管意外急性期后多留有后遗症。

【常见症状】脑卒中后遗症的主要症状有"三偏"，即偏瘫（一侧肢体活动障碍），偏感觉（一侧感觉障碍，没有感觉或感觉麻痹），偏盲（一侧视力障碍，只能看到一侧的物体），以及言语障碍、吞咽障碍、认知障碍、日常活动能力障碍以及大小便障碍等。

【刮痧治疗】

取穴：百会至风府、大椎至至阳、肩髃、曲池至手三里、外关、合谷、环跳、阳陵泉、足三里、悬钟、解溪。（图 3-126 至图 3-133）

操作方法：先刮百会至风府，大椎至至阳，再刮肩髃、曲池至手三里、外关、合谷，最后刮环跳、阳陵泉、足三里、悬钟、解溪。

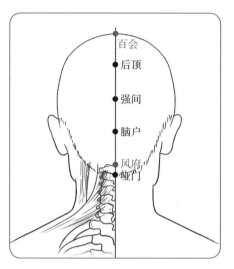

图 3-126　百会到风府

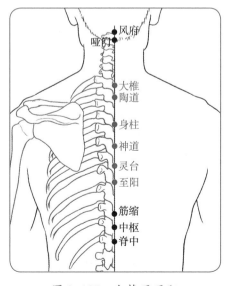

图 3-127　大椎至至阳

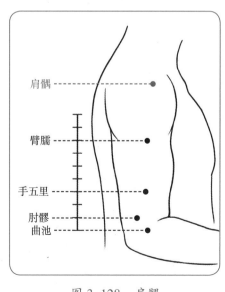

图 3-128　肩髃

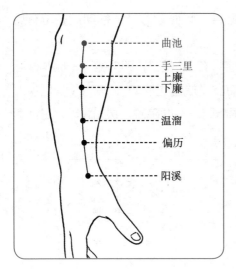

图 3-129　曲池至手三里

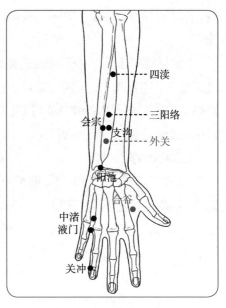

图 3-130　外关、合谷

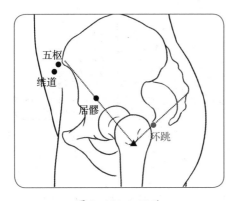

图 3-131　环跳

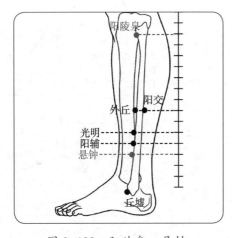

图 3-133　阳陵泉、悬钟

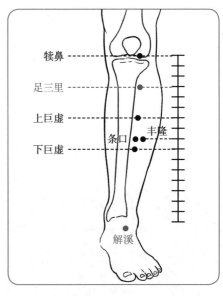

图 3-132　足三里、解溪

【注意事项】

（1）患者应配合康复训练，以尽快恢复各种功能。

（2）积极治疗引起中风的原发病如高血压病，防治再次中风。

三十五、甲状腺功能亢进症

甲状腺功能亢进症简称甲亢，是由多种原因引起的甲状腺激素分泌过多所致的一种常见内分泌疾病。按其病因不同可分为多种类型，其中最常见的是弥漫性甲状腺肿伴甲亢，约占全部甲亢病的90%，男女均可发病，但以中青年女性多见。男女比例为（1∶4）~（1∶6）。本病属中医学"消渴"范畴。

【常见症状】症状表现为甲状腺肿大（颈部肿大）、眼球突出、心慌、心动过速、怕热、多汗、食欲亢进、消瘦、体重下降、疲乏无力及情绪易激动、性情急躁、失眠、思想不集中、手舌颤抖、女性可有月经失调甚至闭经，男性可有阳痿或乳房发育等。

【刮痧治疗】

取穴：夹脊、天突、气舍、期门、神门、太渊、内关、间使、足三里。（图3-134至图3-137）

操作方法：先刮夹脊，再刮天突、气舍、期门、最后刮神门、太渊、内关、间使、足三里。

【注意事项】

（1）患者饮食宜高热量、高蛋白、富含维生素的食物。

（2）忌食含碘量高的食物，如海带、海鱼等海产品，忌烟酒及辛辣食品。

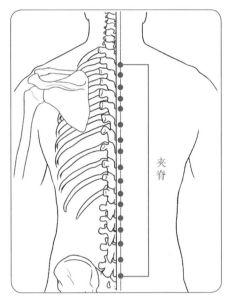

图3-134　夹脊

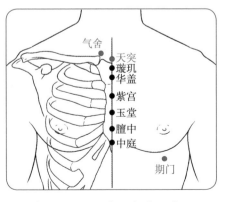

图3-135　天突、气舍、期门

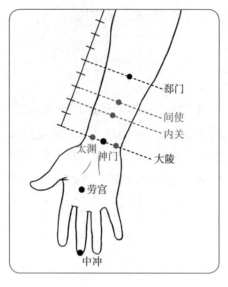

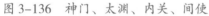

图 3-136 神门、太渊、内关、间使

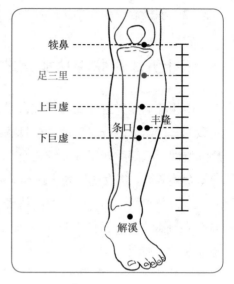

图 3-137 足三里

三十六、甲状腺功能减退症

甲状腺功能减退症简称甲减，又称黏液性水肿，是由多种原因引起的甲状腺激素合成、分泌或生物效应不足所致的一种内分泌疾病。按起病年龄可分为三型，起病于胎儿或新生者，称呆小病；起病于儿童者，称幼年型甲减；起病于成年者为成年型甲减。病情严重时各型均可表现为黏液性水肿。

【常见症状】因病情严重程度不一，有些患者无临床症状，极少数患者出现黏液性水肿昏迷。常见症状有面部、胫前、手、足的非凹陷性水肿，皮肤增厚、粗糙、干燥，头发干、粗、脆、生长缓慢，头发、眉毛及四肢毛发脱落，指（趾）甲生长缓慢、增厚、易脆，心率减慢，畏冷，舌大，食欲通常减退，但大多数患者体重增加，恶心呕吐，腹胀，便秘，疲乏无力，缺乏活力，焦虑，抑郁，反应迟钝，语速减慢，记忆力下降，动作迟缓，淡漠，嗜睡等。

【刮痧治疗】

取穴：脾俞、肾俞、中脘、气海、关元、足三里。（图 3-138 至图 3-140）

操作方法：先刮脾俞、肾俞，再刮中脘、气海、关元，最后刮足三里。

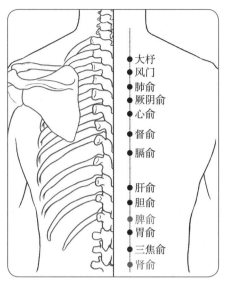

图 3-138 脾俞、肾俞

大杼
风门
肺俞
厥阴俞
心俞
督俞
膈俞
肝俞
胆俞
脾俞
胃俞
三焦俞
肾俞

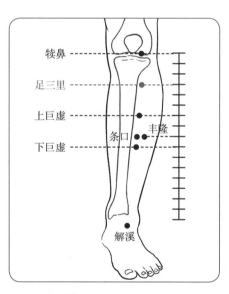

图 3-139 中脘、气海、关元

中庭
鸠尾
巨阙
上脘
中脘
建里
下脘
水分
神阙
阴交
气海
石门
关元
中极
曲骨

【预防】

（1）对缺碘地区进行人群普查，早发现早治疗。

（2）多食含碘量高的食物，尽量食用加碘食盐。

三十七、肥胖症

肥胖症是指由于能量摄入超过消耗，导致体内脂肪积聚过多，体重异常增加的疾病。肥胖症分为单纯性和继发性两类，无明显内分泌代谢病病因者为单纯性肥胖；继发性肥胖常继发于神经、内分泌和代谢性疾病，或与遗传、药物有关。肥胖症在现代社会是常见病、多发病，常并发高血压、冠心病、糖尿病、动脉硬化、胆结石、月经不调等疾病，已引起人们的普遍重视。

【常见症状】肥胖，体重超标。

犊鼻
足三里
上巨虚
条口
丰隆
下巨虚
解溪

图 3-140 足三里

【刮痧治疗】

取穴：身柱至命门、中脘、气海至关元、丰隆、上巨虚、阴陵泉、三阴交。（图 3-141 至图 3-144）

操作方法：先刮身柱至命门，再刮中脘、气海至关元，最后刮丰隆、上巨虚、阴陵泉、三阴交。

142

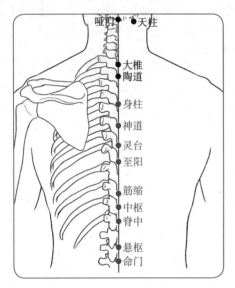

图 3-141　身柱至命门

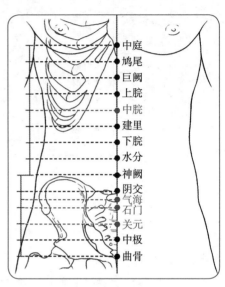

图 3-142　中脘、气海至关元

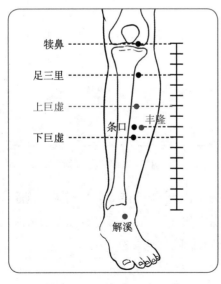

图 3-143　丰隆、上巨虚

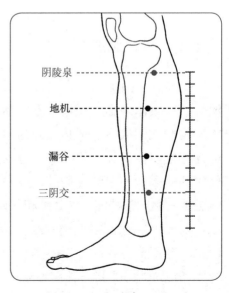

图 3-144　阴陵泉、三阴交

【注意事项】

（1）患者需加强体育锻炼。

（2）患者需节制饮食，少食高糖、高脂、高热量的食物，多食水果、蔬菜。

三十八、糖尿病

糖尿病是由多种病因引起的以慢性高血糖为特征的代谢紊乱。临床上以高血糖为主要特点，常见症状为多尿、多饮、多食、消瘦等表现，即"三多一少"症状。糖尿病是最常见的慢性病之一，随着人们生活水平的提高，人口老龄化以及肥胖发生率的增加，糖尿病的发病率呈逐年上升趋势。本病属中医学"消渴"的范畴。

【常见症状】本病初起，有的患者可无明显症状，但化验见血糖、尿糖升高。临床典型症状是"三多一少"，即多尿、多饮、多食、消瘦。常伴见疲乏、虚弱无力、四肢酸痛、麻木、腰痛、性欲减退、阳痿不育、月经失调、便秘、视力障碍等。

【刮痧治疗】

取穴：肝俞至肾俞、魂门至志室、血海、尺泽、曲池、足三里、太溪。（图3-145至图3-150）

操作方法：先刮肝俞至肾俞、魂门至志室，再刮尺泽、曲池，最后刮血海、足三里、太溪。

【注意事项】

（1）一旦确诊为糖尿病，则需综合治疗。

（2）节制饮食、适当运动、药物控制是治疗糖尿病的"三驾马车"，刮痧可改善症状，降低对降糖药物的耐受。

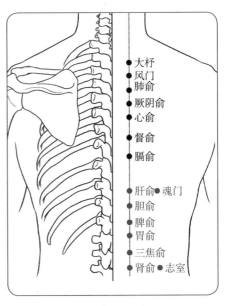

图3-145　肝俞至肾俞、魂门至志室

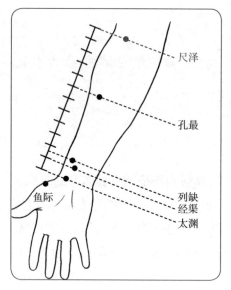

图 3-146 尺泽

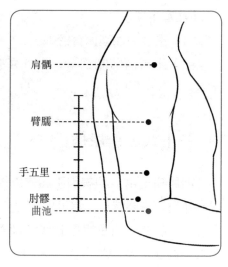

图 3-147 曲池

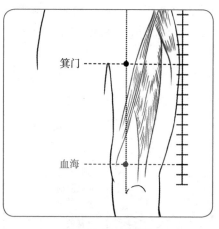

图 3-148 血海

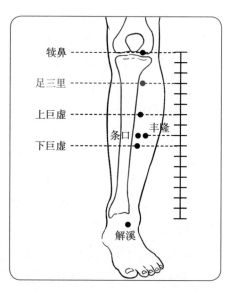

图 3-149 足三里

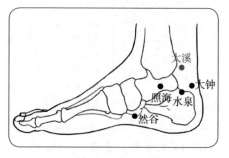

图 3-150 太溪

三十九、中暑

中暑是指在高温和热辐射的长时间作用下,导致机体体温调节障碍,汗腺功能衰竭和水电解质丢失过多为特征的疾病。颅脑疾患的患者，年老体弱、肥胖及产妇等易发生中暑。中暑是一种威胁生命的急诊病，若不给予迅速有力的治疗，可引起抽搐和死亡，永久性脑损害或肾脏衰竭。核心体温达 41℃ 是预后严重的体征；体温若再略为升高一点则常可致死。老年，衰弱和酒精中毒可加重预后。

【常见症状】除了高温、烈日暴晒外，工作强度过大、时间过长、睡眠不足、过度疲劳等均为常见的诱因。根据临床表现的轻重，中暑可分为先兆中暑、轻症中暑和重症中暑，而它们之间的关系是渐进的。先兆中暑症状见头痛、头晕、口渴、多汗、四肢无力发酸、注意力不集中、动作不协调等症状，体温正常或略有升高。轻症中暑体温往往在 38℃ 以上，症状见头晕、口渴、面色潮红、大量出汗、皮肤灼热等，或出现四肢湿冷、面色苍白、血压下降、脉搏增快等表现。重症中暑主要症状为头晕、头痛、心慌、口渴、恶心、呕吐、皮肤湿冷、血压下降、烦躁不安、继而出现昏迷及抽搐。

【刮痧治疗】

取穴：人中（水沟）、曲泽、委中、中脘、百会、印堂。（图 3-151 至图 3-155）

操作方法：自上而下刮百会、印堂、人中（水沟）、曲泽、中脘、委中。

【注意事项】

（1）补充水分，适当喝一些盐水。

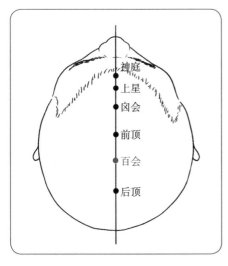

图 3-151　百会

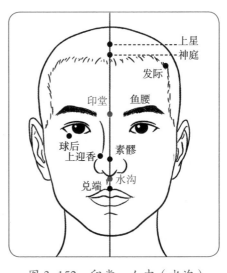

图 3-152　印堂、人中（水沟）

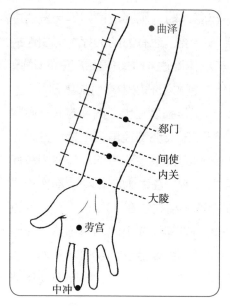

图 3-153　曲泽

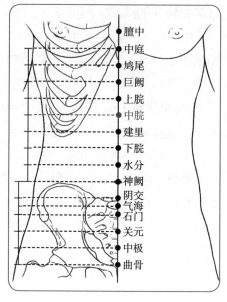

图 3-154　中脘

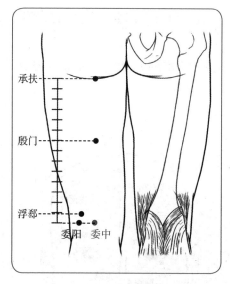

图 3-155　委中

（2）补充足够蛋白质，如鱼、肉、蛋、奶和豆类。

（3）应多吃能预防中暑的新鲜蔬果，如西红柿、西瓜、苦瓜、乌梅、黄瓜等。

（4）外出时应做好防晒工作。

（5）进行长时间户外运动时，要准备好防暑药品，如藿香正气、十滴水、仁丹等。

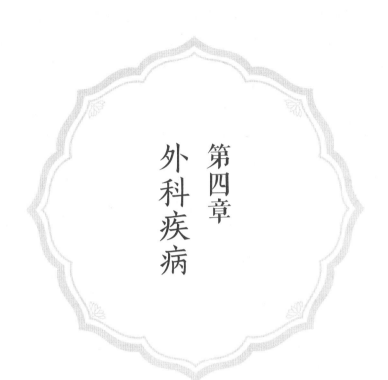

第四章

外科疾病

一、颈椎病

颈椎病又称颈椎综合征，是颈椎骨关节病变如增生性颈椎炎、颈神经根综合征、颈椎间盘突出症等导致压迫神经根、脊髓或血管而出现相应的症状。颈椎本身的退行性改变及各种慢性损伤造成颈椎及其周围组织损伤都可引起颈椎病。本病是中老年人的常见病、多发病，男性发病率高于女性，统计表明，50岁左右的人群中大约有25%的人患过或正患此病，60岁左右则达50%，70岁左右几乎为100%。本病属中医学"痹证"范畴。

【常见症状】主要症状是头、颈、肩、背、手臂酸痛，脖子僵硬，活动受限。颈肩酸痛可放射至头枕部和上肢，有的伴有头晕，重者伴有恶心呕吐，卧床不起，少数可有眩晕、猝倒。当颈椎病累及交感神经时可出现头晕、头痛、视力模糊、眼胀、眼干、睁眼不开、耳鸣、平衡失调、心动过速、心慌，胸部紧束感，有的甚至出现胃肠胀气等症状。常伴有失眠、烦躁、发怒、焦虑、忧郁等症状。

【刮痧治疗】

取穴：风池至肩井、天柱、大椎、大杼、天宗、曲池、合谷。（图4-1至图4-3）

操作方法：先刮风池至肩井，再刮天柱、大椎、大杼和天宗，最后刮

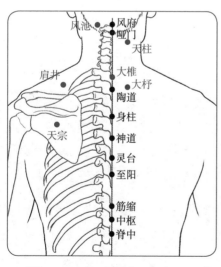

图 4-1　风池至肩井、天柱、大椎、大杼、天宗

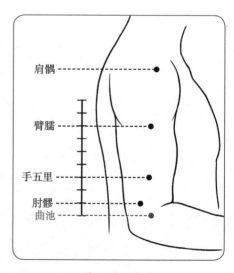

图 4-2　曲池

曲池和合谷。

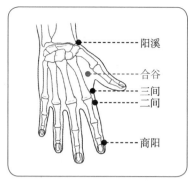

图 4-3 合谷

【注意事项】

（1）避免长期伏案工作，一般 45 分钟左右就应休息一下，起身活动。

（2）避免颈部剧烈运动和快速旋转。

（3）注意颈部保暖。

（4）避免高枕睡眠的不良习惯。

二、落枕

落枕俗称"失枕""错枕"，是一种常见病，好发于青壮年，以冬春季多见。多由睡眠姿势不当、枕头过高或过低、使颈部一侧肌群在较长时间内处于高度伸展状态发生痉挛，或睡眠颈部吹风受凉引起，多发于晨起之后。

【常见症状】 一般起病急，多于晨起突感颈后部、上背部疼痛不适，以一侧为多，或有两侧俱痛者，颈部僵硬，头部向患侧倾斜，颈部活动受限，不能自由旋转，严重者俯仰也有困难，甚至头部强直于异常位置。检查时颈部肌肉有触痛、浅层肌肉有痉挛、僵硬，摸起来有"条索感"。

【刮痧治疗】

取穴：大椎、天柱至肩井、肩井至肩外俞、肩中俞、后溪、悬钟。（图 4-4 至图 4-7）

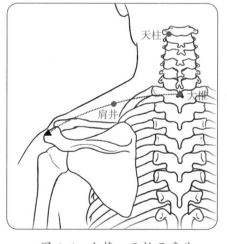

图 4-4 大椎、天柱至肩井

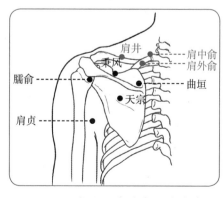

图 4-5 肩井至肩外俞、肩中俞

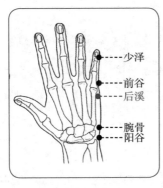

图 4-6　后溪

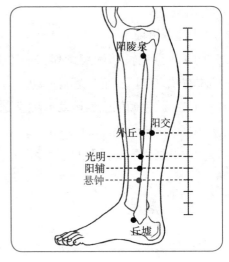

图 4-7　悬钟

操作方法：先刮大椎、天柱至肩井，再刮肩井至肩外俞、肩中俞，然后刮后溪，最后刮悬钟。

【注意事项】

（1）睡眠姿势应适当，枕头高低软硬适中。

（2）避免受冷吹风，以防复发。

三、急性腰扭伤

急性腰扭伤，俗称"闪腰"，是腰部肌肉、筋膜、韧带等软组织因外力作用突然受到过度牵拉而引起的急性扭伤。多见于青壮年，发病多由于肢体超限度负重、姿势不正确、动作不协调、突然失足、猛烈提物、活动时没有准备、活动范围过大等。一旦出现腰扭伤，患者立即腰部僵直，活动困难，疼痛剧烈且波及范围大，肌肉痉挛，咳嗽或打喷嚏会使疼痛加重，行走困难。

【常见症状】多发生在搬抬重物等活动后，伤后重者疼痛剧烈，当即不能活动；轻者尚能工作，但休息后或次日疼痛加重，甚至不能起床。检查时见患者腰部僵硬，腰前凸消失，可有脊柱侧弯及骶棘肌痉挛。在损伤部位可找到明显压痛点。

【刮痧治疗】

取穴：委中、阿是穴、华佗夹脊、肾俞、志室、腰眼。（图 4-8 至图 4-11）

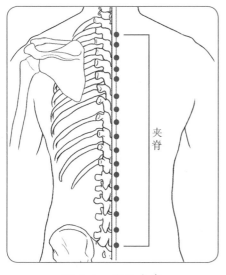

图 4-8 华佗夹脊

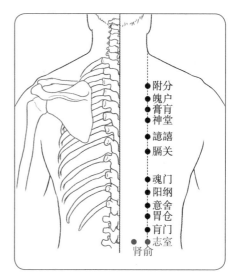

图 4-9 肾俞、志室

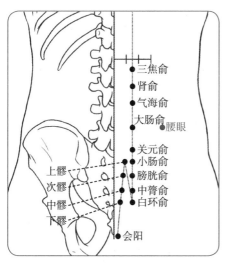

图 4-10 腰眼

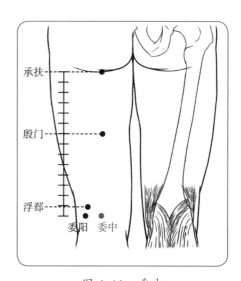

图 4-11 委中

操作方法：先刮阿是穴（腰背部压痛点）和华佗夹脊穴，再刮肾俞、志室和腰眼，最后刮委中。

【注意事项】

（1）患者应卧床休息，保证损伤组织充分修复，以免遗留慢性腰痛。

（2）掌握正确的运动姿势，加强劳动保护。

（3）尽量避免弯腰性强迫姿势工作时间过长。

四、慢性腰肌劳损

慢性腰肌劳损或称"腰背肌筋膜炎""功能性腰痛"等。主要指腰骶部肌肉、筋膜、韧带等软组织的慢性损伤，导致局部无菌性炎症，从而引起腰骶部一侧或两侧的弥漫性疼痛，是慢性腰腿痛中常见的疾病之一，常与职业和工作环境有一定关系。本病属中医学"腰痛""痹证"等病症范畴。

【常见症状】长期反复发作的腰背部疼痛，呈钝性胀痛或酸痛不适，时轻时重，迁延难愈。休息、适当活动或经常改变体位姿势可使症状减轻。劳累、阴雨天气、受风寒湿影响则症状加重。腰部活动基本正常，偶有牵掣不适感，不耐久坐久站，不能胜任弯腰工作。弯腰稍久，便直腰困难。急性发作时，症状明显加重，重者出现腰脊柱侧弯，下肢牵掣作痛等症状。

【刮痧治疗】

取穴：肾俞、志室、大肠俞、腰眼、委中、承山。（图4-12、图4-13）

操作方法：先刮肾俞、志室、大肠俞和腰眼，再刮委中、承山。

【注意事项】

（1）加强锻炼尤其是腰肌锻炼，提高身体素质。

（2）长期在办公室工作的人群最易患腰肌劳损，工作时要经常变换体位，纠正不良姿势。

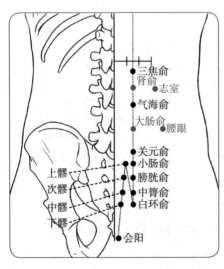

图4-12 肾俞、志室、大肠俞、腰眼

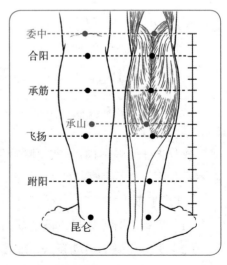

图4-13 委中、承山

五、腰椎间盘突出症

腰椎间盘突出症是指因椎间盘纤维环破裂和髓核组织突出，压迫和刺激神经根所引起的一系列症状和体征，是腰腿疼常见的原因。发病年龄由25~60岁不等，男性较女性多见。本病属中医学"腰痛""腰腿痛"等范畴。

【常见症状】大多患者多见坐骨神经痛症状，出现下腰痛、髋痛，向下放射到大腿后部和小腿外侧至足跟或足趾部的疼痛和麻木，疼痛可为间歇性或持续性，压痛明显，活动后加重，卧床休息则减轻。

【刮痧治疗】

取穴：肾俞、大肠俞、关元俞、环跳、风市、阳陵泉、承扶、殷门、委中、承山。（图4-14至图4-17）

操作方法：先刮肾俞、大肠俞和关元俞，再自上而下刮承扶、殷门、环跳、风市、阳陵泉、委中、承山。

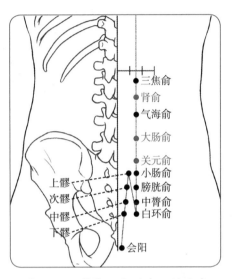

图 4-14　肾俞、大肠俞、关元俞

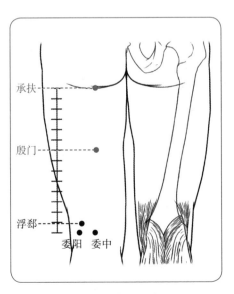

图 4-15　承扶、殷门

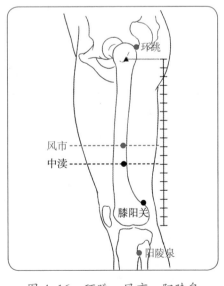

图 4-16　环跳、风市、阳陵泉

【注意事项】

（1）加强锻炼，强身健体。

（2）保持正确的体位姿势。

六、肩关节周围炎

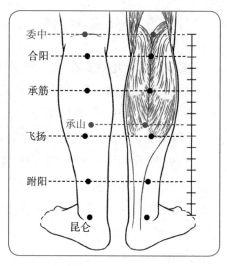

图 4-17　委中、承山

肩关节周围炎，俗称"冻结肩""漏肩风"，是肩周肌肉、肌腱、滑囊和关节囊等软组织的慢性炎症。肩关节周围炎是一种中老年人的常见病，女性多于男性，多见于体力劳动者，好发年龄在 50 岁左右，所以又称"五十肩"。主要表现为肩关节疼痛及关节僵直。疼痛可为阵发性或持续性，活动与休息均可出现，严重者一触即痛，甚至半夜会痛醒。部分患者疼痛可向颈、耳、前臂或手放射，肩部可有压痛。由于肩部上下左右活动受到不同程度的限制，病情严重的患者，连刷牙、洗脸、梳头、脱衣、插衣袋等都有一定困难。

【常见症状】多为单侧发病，少数患者双侧同时发病。初期从肩部隐痛，发展到持续性疼痛。疼痛范围广泛，剧烈者呈刀割样，常可放射至臂部，昼轻夜重，夜间常可因睡眠体位不当而痛醒。白天常可因劳累、牵拉、碰撞、受寒等因素而肩痛加剧。肩关节活动受限且逐渐加重。患者常可因肩痛和活动受限失去正常梳头、穿衣、系腰带等基本生活自理能力，十分痛苦。后期可出现关节僵硬、运动功能丧失，出现肩部肌肉萎缩，尤以三角肌最为明显。

【刮痧治疗】

取穴：肩髃、肩髎、阿是穴（痛点）、天宗、后溪、合谷。（图 4-18 至图 4-22）

操作方法：先刮肩髃、肩髎，再刮阿是穴（压痛点），最后刮天宗、后溪和合谷。

【注意事项】

（1）刮痧治疗的同时应加强活动锻炼，防止和减轻粘连的形成。

（2）配合局部按摩疗效更佳。

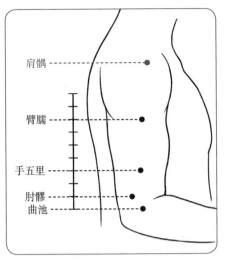

图 4-18　肩髃

图 4-19　肩髎

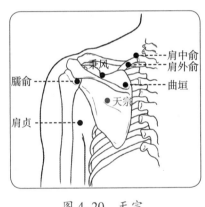

图 4-20　天宗

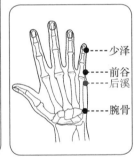

图 4-21　后溪

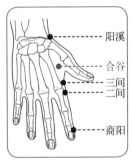

图 4-22　合谷

七、网球肘

网球肘是因网球运动员易患此病而得名，又称为肱骨外上髁炎。本病是因急慢性损伤而致的肱骨外上髁周围软组织的无菌性炎症，以肘关节外侧疼痛、旋转功能受限为主要表现。此病并非网球运动员所独有，家庭主妇、砖瓦工、木工等长期反复用力做肘部活动者也易患此病。本病属中医学"伤筋""筋痹"等范畴。

【常见症状】本病多数无明显外伤史，起病缓慢，患者自觉肘关节外侧疼痛，疼痛有时可向上或向下放射，前臂旋转活动受限及疼痛加重，感觉手臂无力、酸胀不适、不愿活动，肘部外侧部多有局限性压痛点，有时压痛可向下放散，局部无红肿，休息后症状减轻，少数患者在阴雨天时自觉疼痛加重。

【刮痧治疗】

取穴：阿是穴（痛点）、曲池、肘髎、手三里、合谷。（图4-23至图4-25）

操作方法：先刮阿是穴（痛点），再刮曲池、肘髎、手三里、合谷。

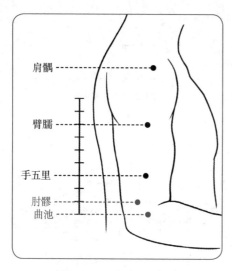

图4-23　曲池、肘髎

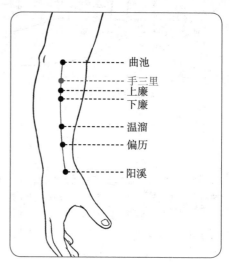

图4-24　手三里

【注意事项】

（1）运动要做好防护，避免过度运动。

（2）注意局部保暖，避免吹风受凉。

八、踝关节扭伤

踝关节是负重较大的关节，踝关节扭伤是关节扭伤中最常见的。关节扭伤是指在外力作

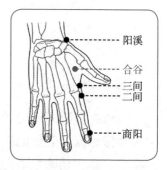

图4-25　合谷

用下，关节骤然向一侧活动而超过其正常活动度时，引起关节周围软组织如关节囊、韧带、肌腱等发生撕裂伤。踝关节扭伤临床上以外踝部韧带损伤多见，急性扭伤会立即出现疼痛、肿胀、活动受限等症状。

【常见症状】轻度踝关节扭伤可有微痛不适，重者出现踝内侧或外侧疼痛、肿胀、走路跛行、活动受限、行走困难、有时可见皮下瘀血、局部有压痛。扭伤日久后也可有后遗症导致患部经常疼痛，偶有行走不便。

【刮痧治疗】

取穴：三阴交、太溪、解溪、昆仑、丘墟、阿是穴（痛点）。（图4-26至图4-29）

操作方法：先刮三阴交、太溪，再点揉解溪、昆仑、丘墟和阿是穴（压痛点）。

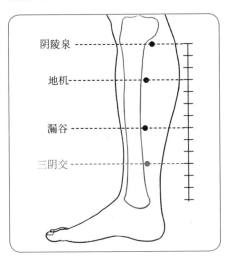

图4-26　三阴交

【注意事项】

（1）在扭伤初期，应停止活动，抬高患肢。

（2）扭伤初期宜冷敷，使血管收缩，控制伤势发展，24小时后，可用热敷，促使扭伤处周围的瘀血消散。

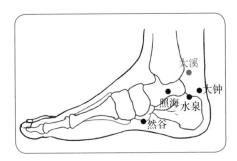

图4-27　太溪

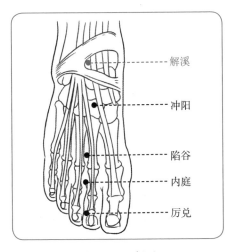

图4-28　解溪

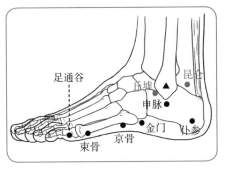

图4-29　昆仑、丘墟

九、坐骨神经痛

坐骨神经痛是指坐骨神经病变，沿坐骨神经通路即腰、臀部、大腿后、小腿后外侧和足外侧发生的疼痛症候群。坐骨神经是支配下肢的主要神经干。本病分原发性和继发性坐骨神经痛两大类。原发性坐骨神经痛较少见，继发性坐骨神经痛多见于椎管内病变及椎间盘、脊椎病变或盆腔及骨盆疾病。本病多见于青壮年，男性多于女性。本病属中医学"痹证""腰腿痛"等范畴。

【常见症状】常在用力、弯腰或剧烈活动等诱因下出现疼痛，常自腰部向一侧臀部、大腿后、腘窝、小腿外侧及足部放射，呈烧灼样或刀割样疼痛，行走、活动时疼痛加重。直腿抬高试验阳性，跟腱反射减弱。

【刮痧治疗】

取穴：阿是穴（痛点）、命门、腰俞、肾俞、白环俞、环跳、风市、阳陵泉、委中、承山。（图4-30至图4-32）

操作方法：先刮背部阿是穴（痛点），再刮命门、腰俞、肾俞、白环俞，最后自上而下刮环跳、风市、阳陵泉、委中、承山。

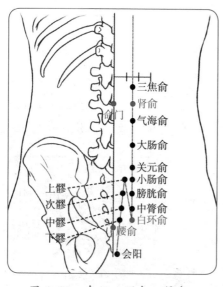

图4-30 命门、腰俞、肾俞、白环俞

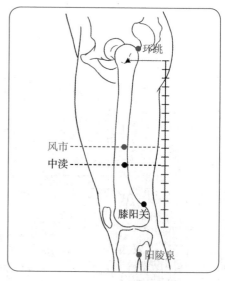

图4-31 环跳、风市、阳陵泉

【注意事项】

（1）宜睡硬板床或硬床垫。

（2）要劳逸结合，适当参加各种体育活动。

（3）运动后要注意保护腰部和患肢，注意保暖。

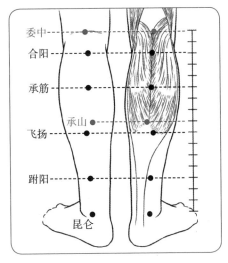

图 4-32　委中、承山

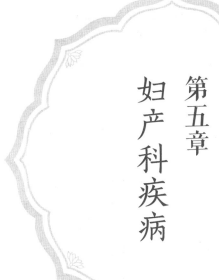

第五章

妇产科疾病

一、痛经

痛经是指妇女在经期及其前后，出现小腹或腰部疼痛，甚至痛及腰骶的病症。青春期女性多见。痛经分原发性和继发性两种。经过详细妇科临床检查未能发现盆腔器官有明显异常者，称原发性痛经，也称功能性痛经。继发性痛经则指生殖器官有明显病变者，如子宫内膜异位症、盆腔炎、肿瘤等。原发性痛经在正常分娩后疼痛多可缓解或消失。继发性痛经则多因生殖器官有器质性病变所致。本病属中医学"经行腹痛""经来腹痛"的范畴。

【常见症状】主要症状为妇女经期或行经前后，周期性发生下腹部胀痛、冷痛、灼痛、刺痛、隐痛、坠痛、绞痛、痉挛性疼痛或撕裂性疼痛，疼痛延至骶腰背部，甚至涉及大腿及足部，常伴有乳房胀痛、肛门坠胀、胸闷烦躁、心悸失眠、头痛眩晕、恶心呕吐、胃痛腹泻、倦怠乏力、面色苍白、四肢冰凉、冷汗淋漓、虚脱昏厥等症状。

【刮痧治疗】

取穴：命门至腰俞、关元至中极、地机、三阴交、太冲。（图5-1至图5-4）

操作方法：先刮命门至腰俞，再刮关元至中极，最后刮地机、三阴交、太冲。

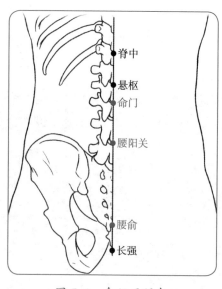

图 5-1 命门至腰俞

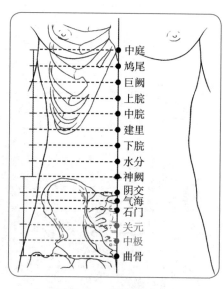

图 5-2 关元至中极

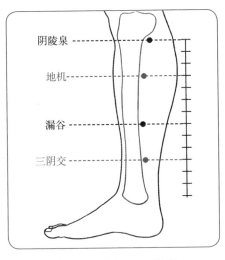

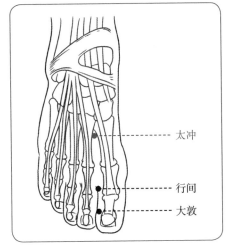

图 5-3　地机、三阴交　　　　　　　图 5-4　太冲

【注意事项】

（1）刮痧应避开行经期而选择其前后各 2 周时间内进行。

（2）保持心情舒畅，消除恐惧焦虑情绪。

（3）行经期间避免剧烈运动和过重的体力劳动。

二、闭经

女性如果超过 18 岁还没有来月经，或有过正常月经，但已停经 3 个月以上，称为闭经。前者叫原发生闭经，后者叫继发生闭经。有些少女初潮距第二次月经间隔几个月，或一两年内月经都不规律，两次月经间隔时间比较长，都不能算闭经。这是因为她们的生殖器官还没有发育成熟、卵巢的功能还不完善，属于正常的生理现象。本病属中医学"经闭"范畴。

【常见症状】超过 18 岁尚未来月经，或已建立正常月经周期后超过 3 个月未来月经者。

【刮痧治疗】

取穴：气海至关元、脾俞、血海、三阴交、太冲、次髎。（图 5-5 至图 5-10）

操作方法：先刮气海至关元，再刮脾俞、次髎，最后刮血海、三阴交、太冲。

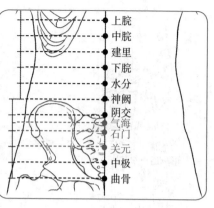

图 5-5　气海至关元

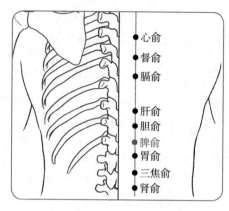

图 5-6　脾俞

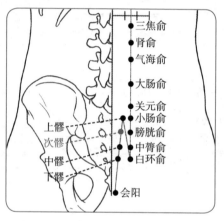

图 5-7　次髎

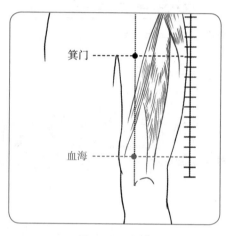

图 5-8　血海

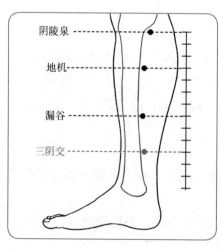

图 5-9　三阴交

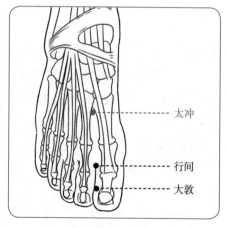

图 5-10　太冲

【注意事项】

（1）宜调节情志，保持心情舒畅。

（2）增加营养，避免营养不良。

（3）适当运动，增强体质。

三、经前紧张征

经前紧张征是指少数妇女在经前 1~2 周之内，尤其经前 2~3 天出现的周期性临床症候群，如头痛、乳胀、精神紧张、烦躁易怒、腹痛、水肿等，以致影响生活和工作，月经来潮后症状即自然消失。该病病因尚不十分清楚，可能与卵巢雌孕激素平衡失调、黄体期醛固酮过多引起水钠潴留、精神紧张以及维生素缺乏有关。本病属中医学"经行头痛""经行眩晕"等病症范畴。

【常见症状】典型症状常在经前 1 周开始，逐渐加重，至月经前 2~3 天最为严重，经后突然消失。常见症状见头痛、乳房胀痛、明显的精神症状、腹痛、水肿等。头痛多为双侧性，也可为单侧性，疼痛部位不定，或伴恶心呕吐。乳房胀痛以乳房外侧边缘为重，严重者疼痛可放射至腋下及肩部。精神症状多较明显，可见全身乏力、困倦、嗜睡、精神紧张、身心不安、烦躁易怒，或焦虑、忧伤，甚至偏执妄想、产生自杀意识等。水肿表现为手足、眼睑部水肿，部分患者可有腹胀腹痛等症。

【刮痧治疗】

取穴：神门、百会、膻中、足三里、三阴交。（图 5-11 至图 5-15）

操作方法：先刮百会，再刮膻中，然后刮神门，最后刮足三里、三阴交。

【注意事项】

（1）保持心情愉悦，避免紧张畏惧情绪。

（2）适当参加体育运动。

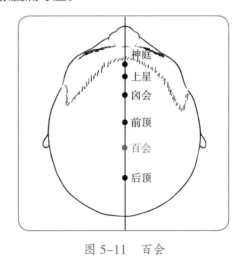

图 5-11 百会

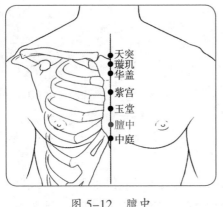

图 5-12 膻中

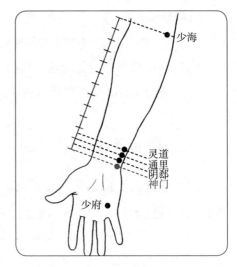

图 5-13 神门

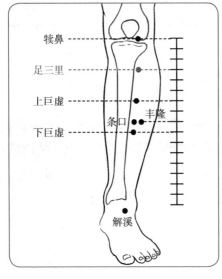

图 5-14 足三里

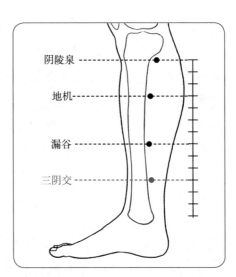

图 5-15 三阴交

四、围绝经期综合征

围绝经期综合征又称为更年期综合征，是指妇女在围绝经期或其后，因卵巢功能逐渐衰退或丧失，以致雌激素水平下降所引起的以自主神经功能紊乱、代谢障碍为主的一系列症候群。围绝经期综合征多发生于 45~55 岁之间，平均绝经年龄是 49 岁。一般在绝经过渡期月经紊乱时，症状已经开始出现，可持续至绝经后 2~3 年，少数人可持续至绝经 5~10 年。

【常见症状】月经紊乱不规则是围绝经期综合征的主要症状，自觉眩晕耳鸣、潮热、出汗、心悸、失眠、多梦、情绪烦躁易怒、记忆力减退、注意力不集中，有的可出现尿频、尿急、尿失禁、排尿不畅、尿潴留、皮肤出现皱纹、手背和面部可见褐色老年斑、毛发脱落并逐渐变白、血压升高等，症状一般可持续至绝经后 2~3 年。

【刮痧治疗】

取穴：百会、心俞、肾俞、厥阴俞、神门、内关、足三里、丰隆、三阴交。（图 5-16 至图 5-20）

操作方法：先刮百会，再刮心俞、肾俞、厥阴俞，然后刮神门、内关，最后刮足三里、丰隆、三阴交。

【注意事项】

（1）保持心情舒畅，学习了解保健知识，正确对待围绝经期综合征。

（2）适当参加体育锻炼，增强体质，增强抗病能力。

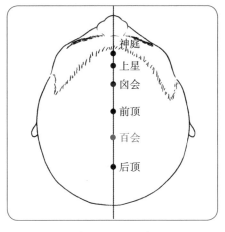

图 5-16　百会

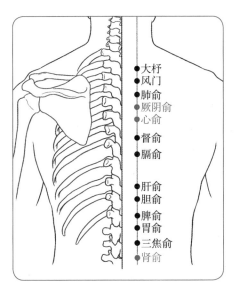

图 5-17　心俞、肾俞、厥阴俞

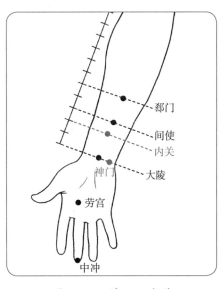

图 5-18　神门、内关

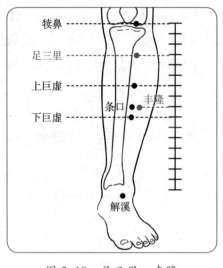

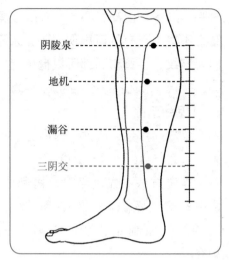

图 5-19　足三里、丰隆　　　　　　　图 5-20　三阴交

五、乳腺增生症

乳腺增生症是由于人体内分泌功能紊乱而引起的乳腺结构异常的一种病症。其基本病理变化是乳腺泡导管的上皮细胞和结缔组织的增生。乳腺增生症是女性最常见的乳房疾病，其发病率占乳腺疾病的首位。近些年来该病发病率呈逐年上升的趋势，年龄也越来越低龄化。据调查有 70%~80% 的女性都有不同程度的乳腺增生，多见于 25~45 岁的女性。本病属中医学"乳癖"范畴。

【常见症状】乳房胀痛和乳内肿块为主要症状。乳房肿痛或触痛为单侧或双侧，在乳房部位可触及 1 个或数个大小不等的肿块，小者如黄豆，大者可超过 3~4 厘米，以乳房外上象限多见。多数患者具有周期性疼痛的特点，月经前期发生或加重，月经后减轻或消失，可伴见月经失调、痛经、心烦易怒等症状。

【刮痧治疗】

取穴：肝俞、脾俞、肾俞、膻中、合谷、足三里、三阴交、太溪、太冲。（图 5-21 至图 5-27）

操作方法：先刮肝俞、脾俞、肾俞，再刮膻中，然后刮合谷，最后刮足三里、三阴交、太溪、太冲。

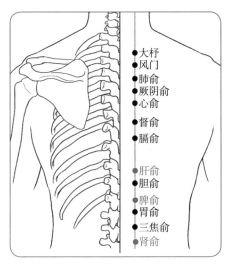

图 5-21　肝俞、脾俞、肾俞

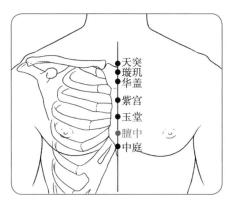

图 5-22　膻中

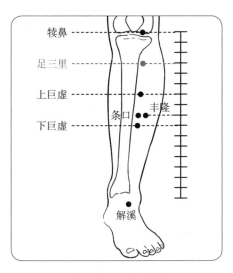

图 5-24　足三里

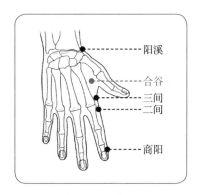

图 5-23　合谷

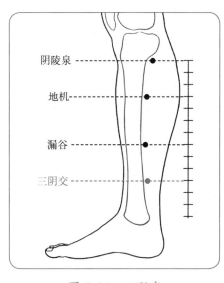

图 5-25　三阴交

【注意事项】

（1）保持心理稳定，情绪乐观，正确认识本病。

（2）本病可能是乳癌的多种危险因素之一，应引起重视，进行定期检查。

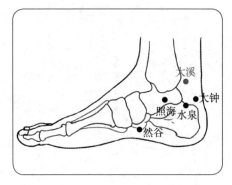

图 5-26　太溪

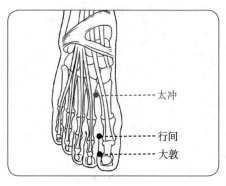

图 5-27　太冲

六、慢性盆腔炎

慢性盆腔炎是指女性内生殖器及其周围结缔组织、盆腔腹膜的慢性炎症。其主要临床表现为月经紊乱、白带增多、腰腹疼痛及不孕等，如已形成慢性附件炎，则可触及肿块。本病属中医学"癥瘕""月经不调""带下"的范畴。

【常见症状】病程时间较长，下腹部坠胀、疼痛及腰骶部酸痛，常在劳累、性交、月经前后加剧。全身症状多不明显，有时可有低热，易感疲劳。有的可导致继发性不孕症。

【刮痧治疗】

取穴：中极、关元、水道、归来、大赫、气穴、次髎、胞肓、肾俞。（图 5-28、图 5-29）

操作方法：先刮中极、关元、水道、归来、大赫、气穴，再刮肾俞、次髎、胞肓。

【注意事项】

（1）注意经期、孕期及产褥期的卫生。

（2）注意饮食营养，加强锻炼，增强体质。

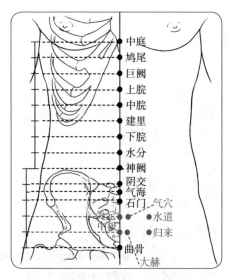

图 5-28　中极、关元、水道、归来、大赫、气穴

（3）人工流产术、放置避孕环术、诊断性刮宫术等宫腔手术后，应行抗感染治疗，预防感染。

（4）积极治疗急性盆腔炎以防转为慢性盆腔炎。

七、女性不孕症

育龄期夫妇同居 2 年以上，男方生殖功能正常，未采取避孕措施而未能怀孕者，称为不孕症。其中，从未受孕者称原发性不孕，曾有生育或流产又连续 2 年以上不孕者，称

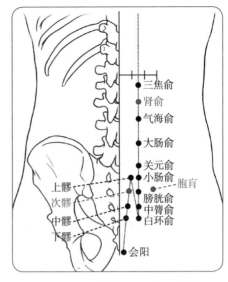

图 5-29　肾俞、次髎、胞肓

继发性不孕症。造成不孕的原因包括排卵障碍，以及输卵管、子宫、子宫颈因素等。

【常见症状】结婚 2 年以上，或曾生育或流产后 2 年以上，夫妇同居，男方检查生殖功能正常，未采取避孕措施而不受孕者。

【刮痧治疗】

取穴：气海、关元至中极、足三里、三阴交、肾俞、阴陵泉、太溪。（图 5-30 至图 5-34）

操作方法：先刮气海、关元至中极，再刮肾俞，最后刮阴陵泉、足三里、三阴交、太溪。

【注意事项】

（1）讲究经期卫生，及时调治各种妇科疾病。

（2）保持心情乐观舒畅。

（3）注意适当休息，避免劳累。

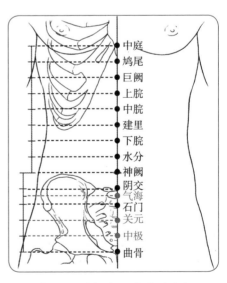

图 5-30　气海、关元至中极

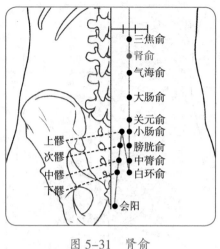

图 5-31　肾俞

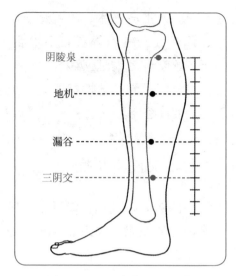

图 5-32　阴陵泉、三阴交

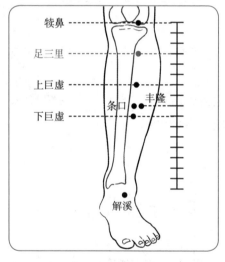

图 5-33　足三里

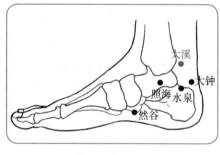

图 5-34　太溪

八、产后缺乳

产妇在哺乳时乳汁甚少或全无，不够甚至不能喂养婴儿者，称为产后缺乳。乳汁的分泌与乳母的精神、情绪、营养状况、休息和劳动都有关系。乳汁过少可能是由乳腺发育较差，产后出血过多或情绪欠佳等因素引起，感染、腹泻、便溏等也可使乳汁缺少，或因乳汁不能畅流所致。妊娠、分娩、哺乳是女性生理特点，是女性激素的一种正常调节。不哺乳不但影响婴儿的健康成长，也不利于产妇的康复，甚至会增加乳腺病的机会。因此，应大力提倡产后正常哺乳，对缺乳者应积极治疗。

【常见症状】产妇乳汁少或全无，或乳房胀满，乳汁不行，伴面色无华、心悸、气短或胸腹胀满。

【刮痧治疗】

取穴：膈俞至胃俞、膻中、中脘、足三里、期门、太冲、少泽。（图5-35至图5-40）

操作方法：先刮膈俞至胃俞，再刮足三里、期门、太冲、少泽，最后刮膻中和中脘。

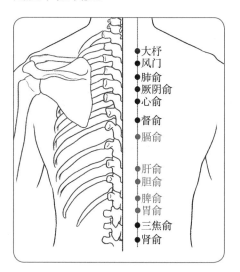

图 5-35　膈俞至胃俞

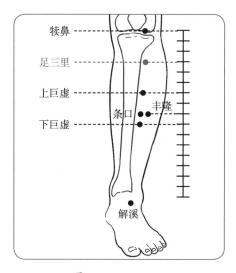

图 5-36　足三里

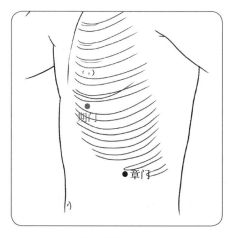

图 5-37　期门

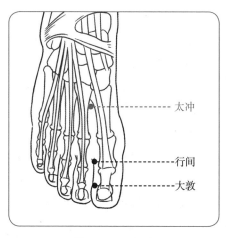

图 5-38　太冲

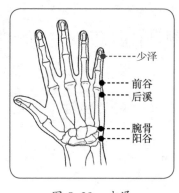

图 5-39　少泽

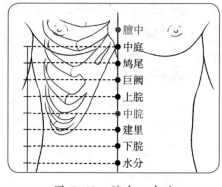

图 5-40　膻中、中脘

【注意事项】

（1）母婴同室，及早哺乳。

（2）养成良好的哺乳习惯，按需哺乳，勤哺乳，一侧乳房吸空再吸另一侧。若乳儿未吸空，应将多余乳汁挤出。

（3）要保证产妇充分的睡眠和足够的营养。少食多餐，多食新鲜蔬菜、水果，多饮汤水，多食催乳食品，如花生米、黄花菜、木耳、香菇等。

（4）产妇宜保持乐观、舒畅的心情。

九、产后腹痛

产妇在产褥期发生与分娩或产褥有关的小腹疼痛，称产后腹痛。本病以新产妇多见，一般于产后 1~2 天出现，3~4 天自行消失，少数疼痛剧烈或持续时间较长者需要治疗。本病属中医学"儿枕痛"范畴。

【常见症状】产后腹痛一般于产后 1~2 天出现，3~4 天自行消失，少数疼痛剧烈，难以忍受，或腹痛持续时间较长不得缓解，一般无畏寒发热等症。

【刮痧治疗】

取穴：子宫、气海、关元、天枢至归来、合谷、三阴交、血海、太冲、膈俞。（图 5-41 至图 5-46）

操作方法：先刮子宫、气海、关元、天枢至归来，再刮合谷、三阴交、血海、太冲，最后刮膈俞。

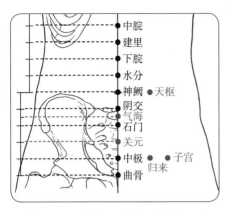

图 5-41 子宫、气海、关元、天
枢至归来

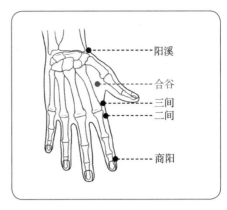

图 5-42 合谷

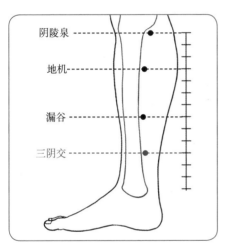

图 5-43 三阴交

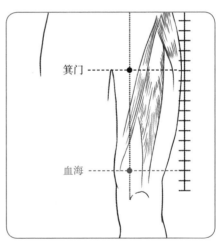

图 5-44 血海

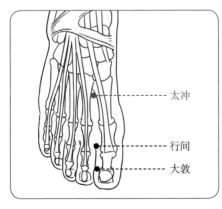

图 5-45 太冲

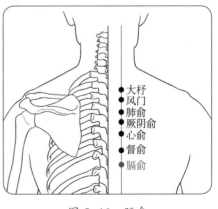

图 5-46 膈俞

【注意事项】

（1）治疗应配合妇科检查，以排除子宫内是否有胎盘残留或感染。

（2）饮食要清淡，少吃生冷食物。

（3）如果腹痛较重并伴见高热，恶露秽臭色暗的患者，不宜自疗，应速送医院诊治。

十、产后发热

产妇在产褥期出现发热，且持续不减，甚至高热，并伴有其他症状者，叫作产后发热。其中包括因产褥感染所致的发热。

【常见症状】发热持续不退或突发高热寒战，且伴有其他症状。若产后 1~2 日内出现轻微发热，属正常生理现象，不属病态。

【刮痧治疗】

取穴：大椎、曲池、外关、合谷、三阴交。（图 5-47 至图 5-49）

操作方法：先刮大椎，再刮曲池、外关、合谷、三阴交。

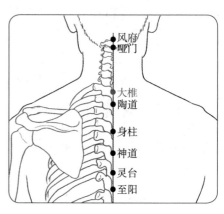

图 5-47 大椎

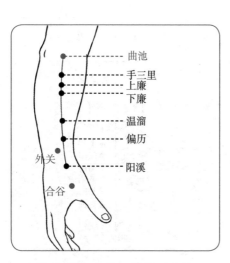

图 5-48 合谷、外关、曲池

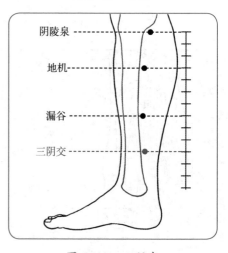

图 5-49 三阴交

【注意事项】

（1）妊娠期应加强卫生宣传，做好孕期保健。

（2）接生时实行无菌操作，减少产后出血，对出血多者及时止血，防止贫血。

（3）产褥期应保持外阴清洁，禁止性交，防止感染。

（4）保持室内空气要新鲜，注意保暖。

（5）分娩后采取半卧位，有利于恶露及炎性渗出物的排出。

（6）注意饮食营养，加强身体防御能力。

十一、产后便秘

产后便秘时指产妇产后饮食如常，但大便数日不行或排便时干燥疼痛，难以解出的病症，或称产后大便难，是最常见的产后病之一。

【常见症状】 产后大便数日不行或排便时干燥疼痛，难以解出。

【刮痧治疗】

取穴：肺俞、大肠俞、支沟、中脘、气海、天枢、血海、三阴交。（图5-50至图5-55）

操作方法：先刮肺俞、大肠俞，再刮中脘、气海和天枢，然后刮支沟，最后刮血海和三阴交。

【注意事项】

（1）注意饮食结构，宜多吃含纤维的食物，如蔬菜、水果。

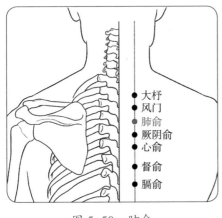

图 5-50　肺俞

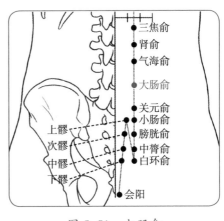

图 5-51　大肠俞

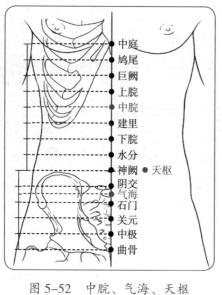

中庭
鸠尾
巨阙
上脘
中脘
建里
下脘
水分
神阙　●天枢
阴交
气海
石门
关元
中极
曲骨

图 5-52　中脘、气海、天枢

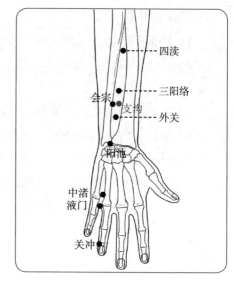

四渎
三阳络
会宗　支沟
外关
阳池
中渚
液门
关冲

图 5-53　支沟

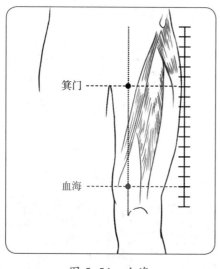

箕门

血海

图 5-54　血海

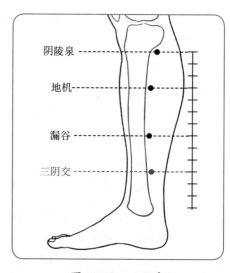

阴陵泉
地机
漏谷
三阴交

图 5-55　三阴交

（2）加强产后锻炼，不要产后 1 个月不下床，要适当活动，坚持做产后保健操，养成定时大便的习惯。

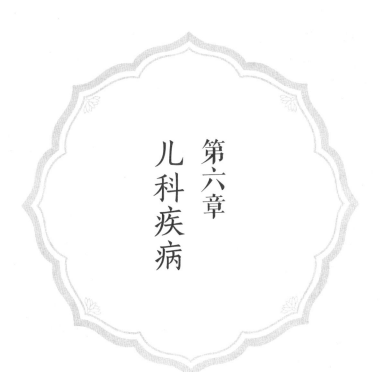

第六章

儿科疾病

一、小儿高热

小儿高热是指小儿体温超过 38.5℃，是儿科临床最常见的症状，多见于 6 个月至 3 岁的小儿。

【常见症状】多起病急，体温 38.5℃以上，怕冷，发热，周身不适，食欲不振，咳嗽，打喷嚏，流涕，严重者体温可达 40℃以上，患儿烦躁不安或嗜睡，鼻咽部红肿，或伴呕吐、腹泻等症，甚至出现抽风惊厥。

【刮痧治疗】

取穴：风池、大椎、曲池、合谷、外关、足三里、少商。（图6-1至图6-4）

操作方法：先刮风池、大椎，再刮曲池、合谷、外关，最后刮足三里，少商用三棱针点刺放痧。

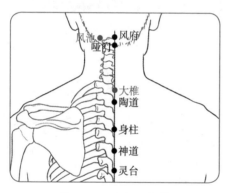

图 6-1　风池、大椎

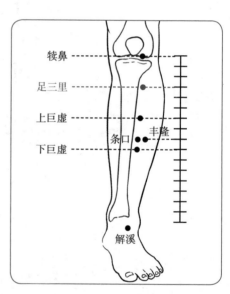

图 6-3　足三里

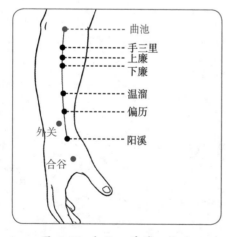

图 6-2　合谷、外关、曲池

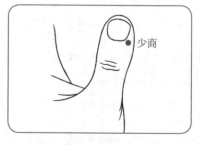

图 6-4　少商

【注意事项】

（1）患儿要多饮水，饮食宜清淡、易消化，保证充分睡眠休息，保持大便畅通。

（2）密切观察患儿病情，对刮痧后高热不退、营养状况差、精神萎靡的小孩及时送医院诊治。

二、小儿惊风

小儿惊风又称急惊风，俗称"抽风"，是小儿时期常见的一种急重病症，临床表现以抽搐、昏迷为主要特征。任何季节均可发生，一般以1~5岁的小儿为多见，年龄越小，发病率越高。其病情往往比较凶险，变化迅速，可威胁小儿生命。

【常见症状】突然发病，出现高热、昏迷、惊厥、喉间痰鸣、两眼上翻、凝视，或斜视，可持续几秒至数分钟。严重者可反复发作甚至呈持续状态而危及生命。

【刮痧治疗】

取穴：人中（水沟）、百会、印堂、大椎、曲池、合谷、足三里、丰隆、涌泉。（图6-5至图6-10）

操作方法：使用刮痧板的薄缘在所选穴位刮拭，印堂、人中（水沟）、涌泉三穴可用角端点按。

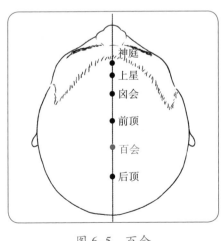

图6-5 百会

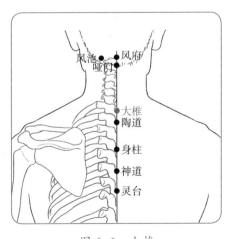

图6-6 大椎

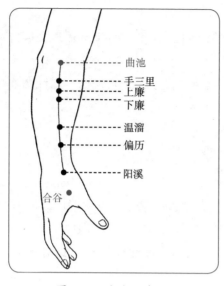

图 6-7　曲池、合谷

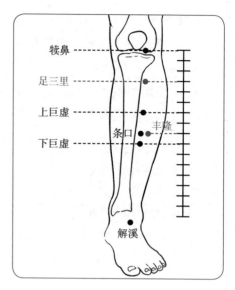

图 6-8　足三里、丰隆

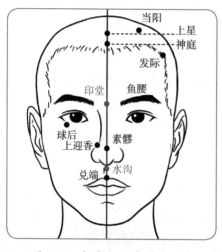

图 6-9　印堂、人中（水沟）

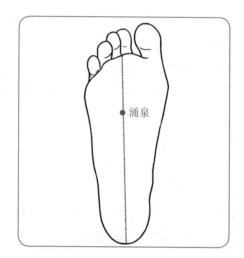

图 6-10　涌泉

【注意事项】

（1）小儿惊风发作的时候，应控制惊厥，及时拨打 120 或者是选择最近的医院就医。

（2）小儿惊风为急重症，必须加强观察，采用中西医结合治疗。

三、小儿厌食症

小儿厌食症是指小儿除其他急慢性疾病的较长时期的食欲不振或食欲减退，甚至拒食的一种病症。厌食起病缓慢，病程较长，一般在1个月以上，多见于1~6岁儿童，以城市小儿多见。

【常见症状】症状以厌食为主，食欲减退或无食欲，食量减少，大便干结或稀薄，精神一般正常，重者出现拒食、面色萎黄、消瘦、疲乏等。

【刮痧治疗】

取穴：脾俞、胃俞、大肠俞、梁门、天枢、中脘、足三里。（图6-11至图6-13）

操作方法：先刮脾俞、胃俞、大肠俞，再刮梁门、中脘、天枢，最后刮足三里。

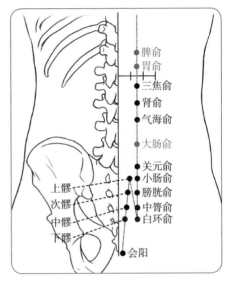

图 6-11 脾俞、胃俞、大肠俞

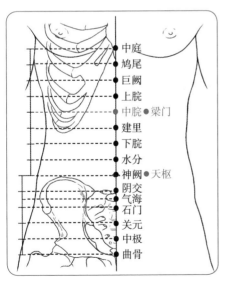

图 6-12 梁门、中脘、天枢

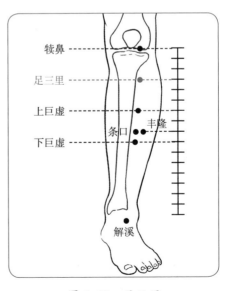

图 6-13 足三里

第六章 儿科疾病

183

【注意事项】

（1）掌握正确的喂养方法。

（2）培养良好的进食习惯，多食含锌的食物，如动物性食品中含锌较多，保持在膳食中一定的比例。

四、小儿营养不良

小儿营养不良是因缺乏热量或蛋白质所致的一种营养缺乏症。长期摄食不足是营养不良的主要原因。如多产、双胎及早产儿若不注意科学喂养，常引起营养不良。唇裂等先天畸形及结核等慢性消耗性疾病，也可产生营养不良。其临床特征为渐进性消瘦或水肿，皮下脂肪减少，一般顺序为腹、胸背、腰部、双上下肢、面颊部，体重下降，重者肌肉萎缩，运动功能发育迟缓，智力低下，免疫力差，易患消化不良及各种感染。本病属中医学"小儿疳积"范畴。

【常见症状】症状主要表现为皮下脂肪减少、体重下降、甚至肌肉萎缩，严重者生长发育停滞，精神萎靡，面色萎黄，头发无光泽，皮肤无弹性，肌肉松弛，食欲不振，伴有呕吐、腹泻及抵抗力下降，易感染多种传染性疾病。

【刮痧治疗】

取穴：中脘、气海、脾俞至胃俞、天枢、足三里。（图6-14至图6-16）

操作方法：先刮中脘、气海、天枢，再刮脾俞至胃俞，最后刮足三里。

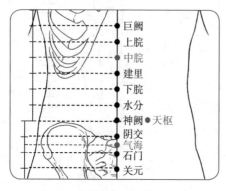

图6-14 中脘、气海、天枢

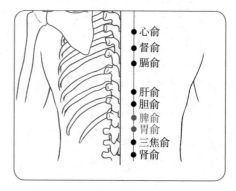

图6-15 脾俞至胃俞

【注意事项】

（1）治疗时务必定时定量给予小儿饮食，并教导小儿不偏食、不挑食、不乱吃零食。

（2）对于有肠道寄生虫者，需给予驱虫药治疗。

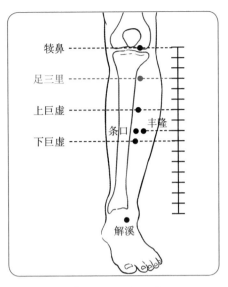

图 6-16　足三里

五、小儿腹泻

小儿腹泻是小儿最常见的消化道疾病。小儿腹泻根据病因分为感染性和非感染性两类。发病年龄多在 2 岁以下，以夏秋季多发。全世界每年死于腹泻的儿童高达 500~1800 万。在我国，小儿腹泻是仅次于呼吸道感染的第 2 位常见病、多发病。

【常见症状】 主要症状是大便次数增多，每日数次，粪便稀薄，或水样便，或夹有不消化食物。常伴呕吐、腹痛、腹胀、发热等症。

【刮痧治疗】

取穴：脾俞、胃俞、天枢、内关、足三里。（图 6-17 至图 6-20）

操作方法：先刮脾俞、胃俞，再刮天枢，然后刮内关，最后刮足三里。

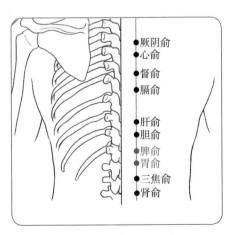

图 6-17　脾俞、胃俞

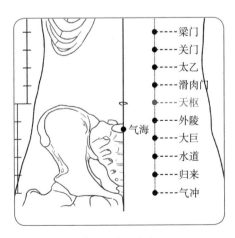

图 6-18　天枢

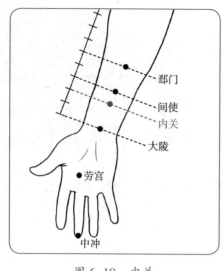

图 6-19　内关

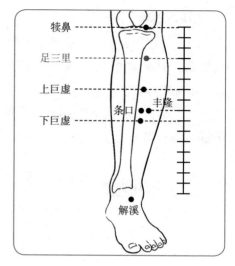

图 6-20　足三里

【注意事项】

（1）注意饮食卫生，食具也必须消毒。

（2）平时应加强户外活动，增强小儿体质，提高机体抵抗力。

六、小儿遗尿

小儿遗尿又称"遗溺""尿床"，是指 3 岁以上小儿睡中小便自遗，醒后方觉的一种疾病。本病是小儿常见病症，男孩多于女孩。

【常见症状】睡中小便自遗，轻则数夜遗尿一次，重则每夜遗尿 1~2 次，甚至更多。遗尿病久可见患儿面色萎黄、智力减退、精神不振、头晕、四肢不温等。年龄较大儿童有怕羞或精神紧张感。

【刮痧治疗】

取穴：百会、命门、肾俞、志室、中极、关元、气海。（图 6-21 至图 6-23）

操作方法：先刮百会，再刮命门、肾俞、志室，最后刮中极、关元、气海。

【注意事项】

（1）不要指责患儿，多鼓励患儿消除紧张怕羞情绪。

（2）勿使小孩过度疲劳和情绪激动，控制睡前饮水量。

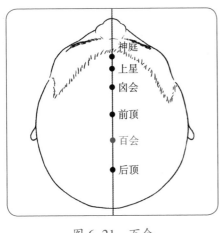

图 6-21　百会

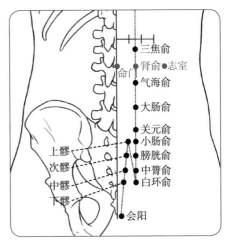

图 6-22　命门、肾俞、志室

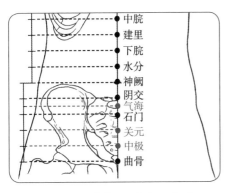

图 6-23　中极、关元、气海

七、小儿夜啼

小儿夜啼是指小儿白天如常，入夜则经常啼哭不眠。患此症后，持续时间少则数日，多则经月。本病多见于半岁以内的婴幼儿。啼哭是婴儿一种本能性反应，如饥饿、口渴、衣着过冷或过热、尿布潮湿、臀部腋下皮肤糜烂、湿疹作痒，或虫咬等原因，或养成爱抱的习惯，均可引起患儿哭闹。这种哭闹是正常的本能性反映。有些疾病，如佝偻病、虫病、外科疾病等也可引起婴儿啼哭，均不在本节讨论范围。

【常见症状】小儿多在夜间啼哭不止，白天正常。或阵阵啼哭，或通宵达旦，哭后仍能入睡；或伴见面赤唇红，或阵发腹痛，或腹胀呕吐，或惊恐，声音嘶哑等。一般持续时间，少则数日，多则数月，过则自止。

【刮痧治疗】

取穴：百会、大椎、大杼、膏肓、神堂、中脘、足三里。（图 6-24 至图 6-27）

操作方法：先刮百会，再刮大椎、大杼、膏肓、神堂，然后刮中脘，最后刮足三里。

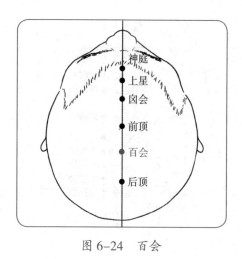

图 6-24　百会

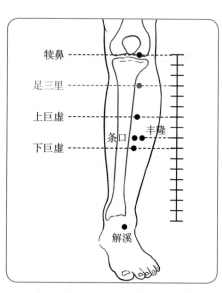

图 6-25　大椎、大杼、膏肓、神堂

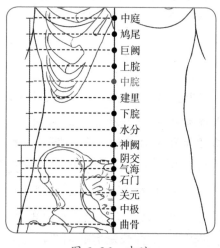

图 6-26　中脘

图 6-27　足三里

【注意事项】

（1）养成小儿良好的睡眠习惯，白天不要睡得过多。

（2）排除引起小儿哭闹的其他原因，如饥饿、口渴、冷、热、尿布潮湿、衣着不适、周围环境嘈杂等。

八、儿童多动症

儿童多动症是指智力正常或接近正常的儿童，以注意力涣散、情绪容易冲动、活动过多，并伴有认知障碍和学习困难为特征的疾病，是儿童期最常见的心理行为问题，又称脑功能轻微失调，或轻微脑功能障碍综合征，或注意缺陷障碍。本病是儿童常见病症，男孩多于女孩，早产儿童患此病较多。

【常见症状】儿童多动症症状特点有活动过多、注意力不集中、学习困难、性格和行为障碍。活动过多：大多数从幼儿早期就开始出现活动过多，上课时小动作多，撕书，乱涂乱画，喜挑逗，常与同学打架。注意力不集中：学习时不专心，注意力难以集中，对来自各方的刺激都容易起反应。学习困难：患儿智力多正常，但注意力难以集中，无法认真学习，学习成绩差。性格和行为障碍：患儿性格多任性、倔强，情绪冲动，难以自我克制，常与同学争斗。行为怪异，经常逃学、打架，甚至说谎、偷窃等。少数患儿至成年后仍可留有性格和行为缺陷。

【刮痧治疗】

取穴：百会、大椎、肺俞、肾俞、气海、关元、血海、阴陵泉、三阴交、丰隆。（图6-28至图6-33）

操作方法：先刮百会，再刮大椎、肺俞、肾俞，然后刮气海、关元，最后刮血海、阴陵泉、三阴交、丰隆。

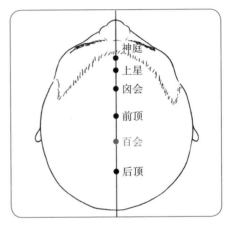

图 6-28　百会

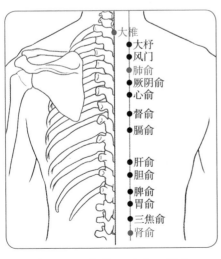

图 6-29　大椎、肺俞、肾俞

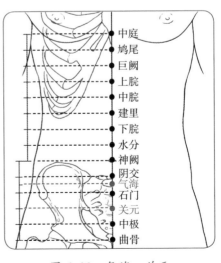

图 6-30　气海、关元

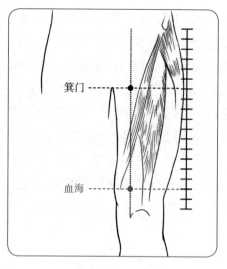

图 6-31 血海

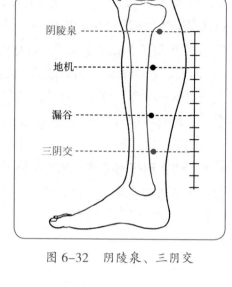

图 6-32 阴陵泉、三阴交

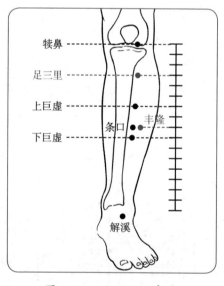

图 6-33 足三里、丰隆

【注意事项】

（1）家长应多关爱孩子，多鼓励孩子，增强他们的信心，逐渐养成良好的习惯。

（2）为孩子创造良好的家庭环境，切实维护孩子的自尊心，通过治疗和教育相结合才能取得好的效果。

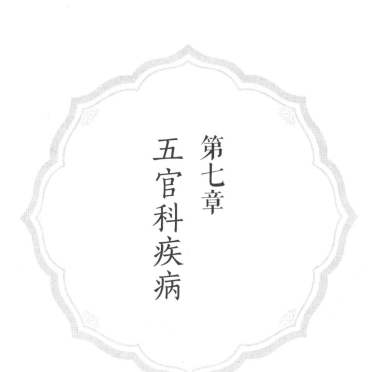

第七章
五官科疾病

一、慢性鼻炎

慢性鼻炎是鼻腔黏膜和黏膜下层的慢性炎症。临床上常见的有慢性单纯性鼻炎和慢性肥厚性鼻炎两种。慢性单纯性鼻炎表现为鼻黏膜的慢性充血肿胀，慢性肥厚性鼻炎则见鼻黏膜和鼻甲骨的增生肥厚。

【常见症状】慢性单纯性鼻炎症状主要为鼻塞和多涕，鼻塞多为间歇性和交替性，活动时鼻塞减轻，夜间、寒冷或静坐时加重，鼻涕常为黏液性，较黏稠。慢性肥厚性鼻炎症状为鼻塞重，多呈持续性，鼻涕不多，呈黏液性或脓性，不易擤出，易产生慢性咽炎和咳嗽，常伴有耳鸣、听力减退、头昏、头痛、失眠、精神萎靡等。

【刮痧治疗】

取穴：百会、风池、风门、曲池、手三里、合谷、上星、攒竹、迎香、印堂。（图7-1至图7-4）

操作方法：先刮百会、风池、风门、曲池、手三里、合谷，再点揉上星、攒竹、迎香、印堂。

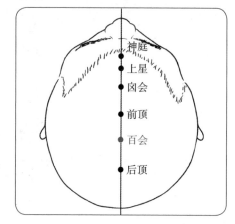

图 7-1　百会

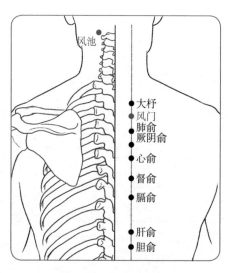

图 7-2　风池、风门

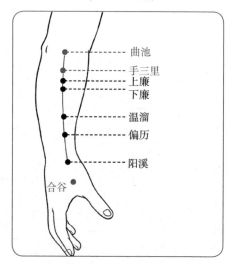

图 7-3　曲池、手三里、合谷

【注意事项】

（1）鼻炎患者应劳逸结合，保证充足睡眠，避免受凉，戒烟酒。

（2）加强体育锻炼，如晨跑、冷水浴或冷水洗脸等运动，增强身体抵抗力。

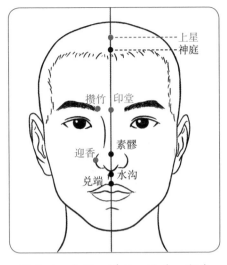

图 7-4　上星、攒竹、迎香、印堂

二、鼻衄

鼻衄是耳鼻喉科常见病。鼻衄既可由鼻腔本身病变引起，也可由鼻周乃至全身性病变引起。鼻出血多为单侧，亦可为双侧；可间歇反复出血，亦可持续出血；出血量多少不一，轻者仅鼻涕中带血丝，重者可引起失血性休克；反复出血则可导致贫血。多数出血可自止。一般局部原因（如创伤、鼻腔病变）引起的鼻衄常表现为一侧鼻出血，而全身性原因（全身疾病）引起的鼻衄多表现为双侧同时出血或交替出血。出血部位大多在鼻中隔前下部的易出血区，儿童鼻出血绝大多数在这一部位；青年人也以鼻腔前部出血为主，少数严重的出血发生在鼻腔后部；中老年人的鼻出血常与鼻咽癌、高血压、动脉硬化、肾炎、血液系统疾病等有关。

【常见症状】鼻出血可见一侧或双侧，出血量或多或少，有的仅表现为鼻腔有几滴血流出或在回缩的鼻涕中混有一些血丝、血块。有的出血量较多，来势凶猛，甚至可因出血过多而引起休克。

【刮痧治疗】

取穴：风池、大椎、上星、通天、合谷、迎香。（图 7-5 至图 7-8）

操作方法：先刮风池、大椎，再刮上星、通天，然后刮迎香，最后刮合谷。

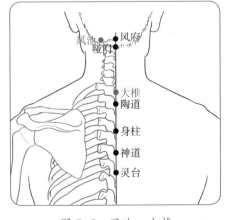

图 7-5　风池、大椎

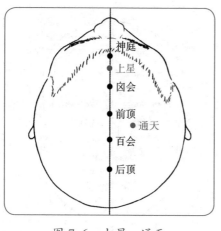

图 7-6 上星、通天

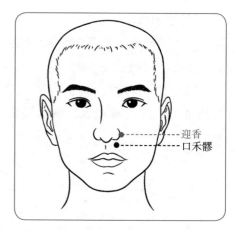

图 7-7 迎香

【注意事项】

（1）养成良好的生活习惯，改掉挖鼻、用力擤鼻等不良习惯。

（2）保持情绪稳定，心情舒畅，避免急躁、暴怒情绪，预防鼻部受伤。

三、白内障

图 7-8 合谷

白内障是晶状体或其囊膜失去正常的透明性，发生局部或全部晶状体浑浊而影响视力的一种常见眼科病症。在世界范围内白内障是致盲的首要病因，现在世界上大约有 2000 万人因白内障而致盲，另有 1 亿白内障患者需要手术恢复视力，在大多数的非洲和亚洲国家，白内障至少占盲人的一半。白内障多见于 50 岁以上中老年人。本病属中医学"眼内障""圆翳内障"等病症范畴。

【常见症状】视物模糊，可有怕光、看物体颜色较暗或呈黄色，甚至复视（双影）及看物体变形等症状。

【刮痧治疗】

取穴：睛明、攒竹、鱼腰、风池、肝俞、肾俞、足三里。（图 7-9 至图 7-12）

操作方法：先点揉头面部睛明、攒竹、鱼腰，再刮风池，然后刮肝俞、肾俞，最后刮足三里。

【注意事项】

（1）积极防治眼部及全身性慢性病，尤其是糖尿病患者，易并发白内障。

（2）饮食宜含丰富的蛋白质、钙、微量元素，多食含维生素A、B族维生素、维生素C、维生素D的食物。

（3）戒烟，实践证实吸烟者更易患白内障。

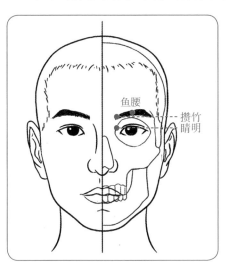

图7-9 睛明、攒竹、鱼腰

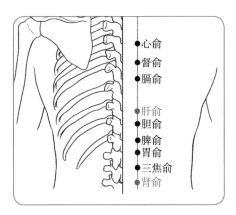

图7-11 肝俞、肾俞

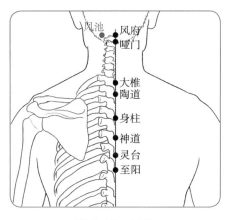

图7-10 风池

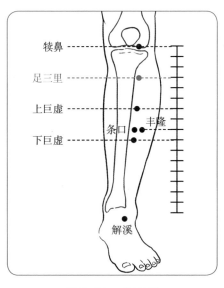

图7-12 足三里

四、沙眼

沙眼是由沙眼衣原体引起的一种慢性传染性结膜角膜炎，是眼科常见病症之一，也是致盲眼病之一。因其在睑结膜表面形成粗糙不平的外观，形似沙粒，故名沙眼。本病病变过程早期结膜有浸润如乳头、滤泡增生，同时发生角膜血管翳；晚期由于受累的睑结膜发生瘢痕，以致眼睑内翻畸形，加重角膜的损害，可严重影响视力甚至造成失明。本病属中医学"椒疮"范畴。

【常见症状】多为急性发病，眼部有异物感、畏光、流泪，黏液或黏液性分泌物增多，眼睑红肿，结膜明显充血。数周后急性症状消退，进入慢性期，此时可无任何不适或仅觉眼易疲劳。如有重复感染，病情加重，角膜上有活动性血管翳时，刺激症状变为显著，视力减退。晚期可留后遗症，如睑内翻、倒睫、角膜溃疡及眼球干燥等，症状更为明显，严重者影响视力甚至失明。

【刮痧治疗】

取穴：肝俞、光明、风池、阳白、攒竹、瞳子髎、承泣、四白。（图7-13 至图 7-16）

操作方法：先刮风池、肝俞，再刮光明，最后点揉阳白、攒竹、瞳子髎、承泣和四白。

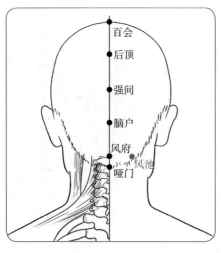

图 7-13　风池

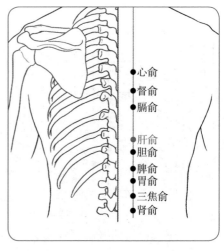

图 7-14　肝俞

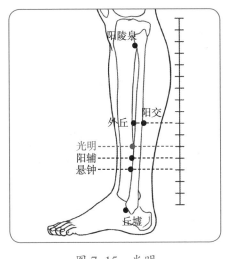

图 7-15　光明

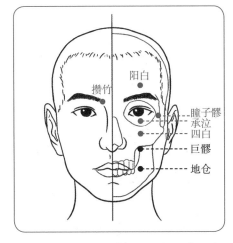

图 7-16　阳白、攒竹、瞳子髎、承泣、四白

【注意事项】

（1）培养良好卫生习惯，不共用毛巾脸盆，经常消毒毛巾脸盆。

（2）保证良好的休息，注意饮食清淡。

五、假性近视

假性近视是相对真性近视而言。真性近视是由于先天或后天的因素而造成眼球前后径变长，平行光线进入眼内后在视网膜前形成焦点，引起视物模糊。而假性近视是在看远处物体时还有部分调节作用参加。这是由于经常不正确的用眼，眼睛得不到应有的休息，睫状肌持续收缩、痉挛，晶状体也随之处于变厚的状态而导致视远不清的现象。患假性近视的人多为用眼不卫生者，特别是中、小学生比较突出。青少年、儿童读书期间用眼过度及不注意用眼卫生，使睫状肌经常处于持续紧张的收缩状态，从而引起睫状肌痉挛，导致看远处东西模糊不清；如果睫状肌的痉挛状态得以解除，晶状体就可以恢复变平，视力则恢复正常。假性近视如果能够及时纠正和治疗，注意用眼卫生，合理使用眼睛，视力可以恢复正常。如果日久不治就会发展成真性近视。

【常见症状】视远处东西模糊不清，移近则清楚。

【刮痧治疗】

取穴：风池、肝俞、肾俞、光明、攒竹、鱼腰、瞳子髎、承泣、四白。（图7-17至图7-20）

操作方法：先刮风池、肝俞、肾俞，再刮光明，最后点揉攒竹、鱼腰、瞳子髎、承泣、四白。

【注意事项】

（1）必须从小培养良好的用眼习惯。连续看书或用电脑等时间不宜过久。

（2）坚持做眼保健操。

（3）写字读书要有适当的光线，光线宜自然柔和明亮、不可太暗也不可刺眼。

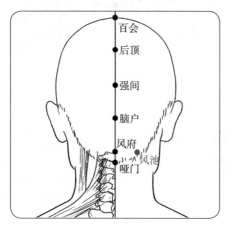

图 7-17 风池

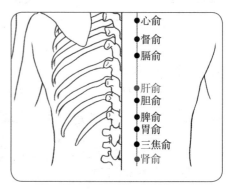

图 7-18 肝俞、肾俞

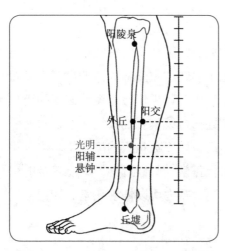

图 7-19 光明

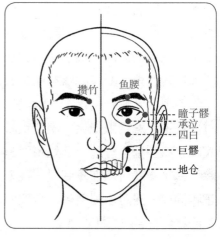

图 7-20 攒竹、鱼腰、瞳子髎、承泣、四白

（4）应多吃含维生素较丰富的食物，如各种蔬菜及动物的肝、蛋黄等。

六、口腔溃疡

口腔溃疡是指发生在口腔黏膜上的浅表性溃疡，是临床常见病、多发病。溃疡面如米粒至黄豆大小、成圆形或卵圆形，溃疡面中央凹陷、周围潮红，可因刺激性食物引发疼痛，一般 1~2 周可以自愈。可一年发病数次，也可以一个月发病几次，甚至新旧病变交替出现。民间一般称之为上火，但是西医认为绝大多数口腔溃疡是由于感染病毒所致。本病属中医学"口疮"范畴。

【常见症状】起初在病损局部发紧发涩，有灼热感或轻微疼痛，溃疡形成时出现灼热样剧烈疼痛，进食或受酸咸热辣食物刺激时疼痛加剧。病情严重者溃疡数目多，溃疡面积大，疼痛更剧烈，常有流涎，说话不便，饮食困难，有些患者出现发热、头痛、咽喉痛、颌下淋巴结肿大压痛，伴口渴口臭等症。有些患者反复发作，缠绵难愈。

【刮痧治疗】

取穴：心俞、脾俞、合谷、太溪、三阴交、地仓、颊车。（图7-21至图7-25）

操作方法：先刮心俞、脾俞，再刮地仓、颊车，然后刮合谷，最后刮三阴交、太溪。

【注意事项】

（1）注意口腔卫生，避免损伤口腔黏膜，避免辛辣性食物和局部刺激。

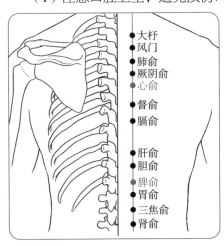

图 7-21　心俞、脾俞

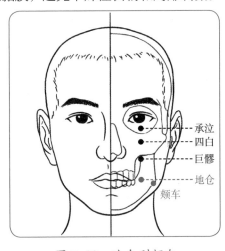

图 7-22　地仓到颊车

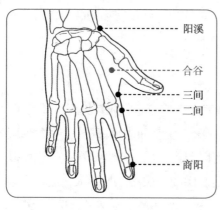

图 7-23　合谷

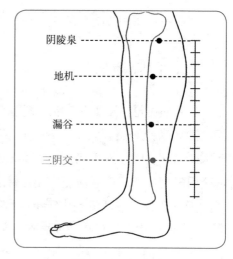

图 7-24　三阴交

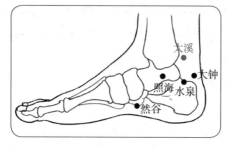

图 7-25　太溪

（2）保证充足的睡眠时间，避免过度疲劳。

（3）加强体育锻炼，增强体质。

七、慢性咽炎

慢性咽炎即咽黏膜慢性炎症。以咽部不适、发干、异物感或轻度疼痛、干咳、恶心，咽部充血呈暗红色，咽后壁可见淋巴滤泡等为主要临床表现。慢性咽炎患者，因咽分泌物增多，故常有清嗓动作，吐白色痰液。本病属中医学"咽喉肿痛"范畴。

【常见症状】多发于成年人，症状多见咽部不适，发干、异物感或轻度疼痛、干咳、恶心，咽部充血呈暗红色，咽后壁可见淋巴滤泡。

【刮痧治疗】

取穴：太溪、照海、鱼际、天突、少商、商阳、丰隆。（图 7-26 至图 7-31）

操作方法：先刮颈部天突，再刮鱼际，放痧少商、商阳，最后刮丰隆、照海、太溪。

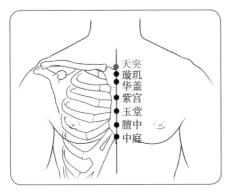

图 7-26　天突

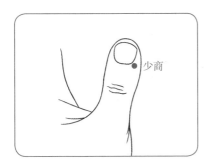

图 7-28　少商

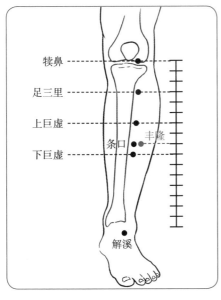

图 7-30　丰隆

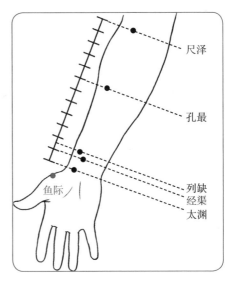

图 7-27　鱼际

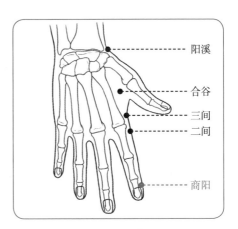

图 7-29　商阳

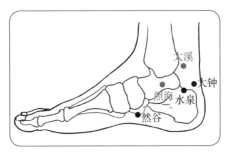

图 7-31　照海、太溪

【注意事项】

（1）戒烟酒、忌辛辣食品。

（2）避免过度用嗓。

（3）患者可饮药茶，该法既方便，又可持久，对慢性咽炎很有好处，如在茶里加生地、沙参、麦冬等，天天饮用。

八、牙痛

牙痛是指牙齿因各种原因引起的疼痛，为口腔疾患中常见的症状之一，可见于龋齿、牙髓炎、根尖周围炎和牙本质过敏等疾病。遇冷、热、酸、甜等刺激时牙痛发作或加重，属中医的"牙宣""骨槽风"等范畴。

【常见症状】剧烈牙痛，牙龈红肿，口臭难闻，可伴有局部发热，喜漱冷水等症，或表现为牙痛隐隐，时轻时重，牙龈萎缩，口臭不显，无局部发热，喜漱热水等症。

【刮痧治疗】

取穴：胃俞至肾俞、下关、颊车、内庭、合谷、太溪。（图7-32至图7-36）

操作方法：先刮胃俞至肾俞，再点揉下关、颊车、合谷、内庭、太溪。

【注意事项】

（1）刮痧对于牙龈炎、牙周炎、牙神经痛、下颌关节炎等疾病引起者疗效较好。

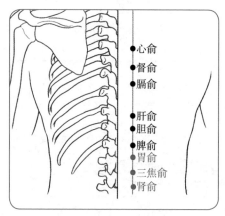

图7-32　胃俞至肾俞

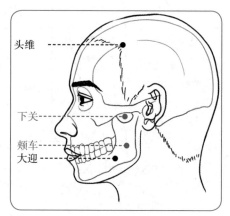

图7-33　下关、颊车

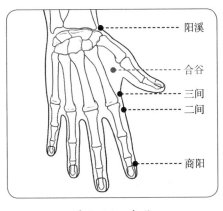

图 7-34 合谷

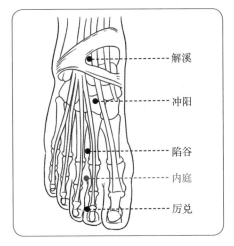

图 7-35 内庭

（2）若有龋齿、牙齿松动者应及时到口腔科就诊，不宜使用刮痧疗法。

九、咽神经官能症

咽神经官能症以咽喉中常有异物感，但不影响进食为特征的病症。本病属中医学"梅核气"范畴，如

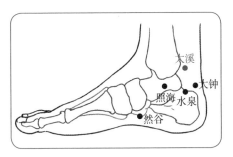

图 7-36 太溪

梅核阻于喉头，咯之不出，咽之不下，故名。本病多发于女性。

【常见症状】 此病既无全身病变，更无前驱症状。唯觉喉头有异物感，无疼痛，往往在工作紧张时或睡着后或专心做事时可以完全消失，闲暇无事或情志不畅时异物感明显，当吞咽口涎或空咽时更觉明显吐之不出，咽之不下，而进食时，则毫无梗阻感觉。很多患者恐惧是喉癌或食道癌而致思想负担沉重。借助现代仪器局部检查及 X 线吞钡检查并未发现器质性病变。常伴有精神抑郁、心烦疑虑、胸胁胀满、纳呆、困倦、消瘦等。

【刮痧治疗】

取穴：大椎、大杼、膏肓、神堂、天柱、身柱、膈俞、肝俞、三阴交。（图 7-37、图 7-38）

操作方法：先刮背部大椎、大杼、膏肓、神堂、天柱、身柱、膈俞、肝俞，再刮三阴交。

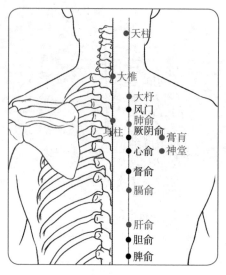

图 7-37 大椎、大杼、膏肓、神堂、天柱、身柱、膈俞、肝俞

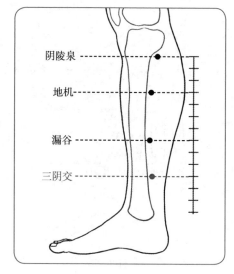

图 7-38 三阴交

【注意事项】

（1）戒烟酒、忌辛辣食品。

（2）避免过度用嗓。

（3）患者可饮药茶，该法既方便，又可持久，对慢性咽炎很有好处，如在茶里加生地、沙参、麦冬等，天天饮用。

十、耳鸣

耳鸣是患者耳内或头内有声音的主观感觉，但外界并无相应的声源存在。患者可感觉耳内有蝉鸣声、嗡嗡声、嘶嘶声等单调或混杂的响声。耳鸣的病因比较复杂，一般可分为两大类：一类是耳源性疾病（即与耳部疾病相关），往往伴有听力下降，如由耳毒性药物中毒、病毒感染、内耳供血不足等引起；另一类是非耳源性疾病，这类患者除了有耳鸣外，常伴有相应疾病的其他症状，如心血管疾病、高血压、糖尿病、脑外伤等。

【常见症状】患者感觉耳内有蝉鸣声、嗡嗡声、嘶嘶声等单调或混杂的响声，可伴见头痛、头胀、烦躁、心悸易怒、腰酸等症。

【刮痧治疗】

取穴：肝俞至肾俞、百会、命门、关元、太溪、头临泣、足临泣、血海、太冲、神门、中渚。（图7-39至图7-48）

操作方法：先刮百会，再刮肝俞至肾俞、命门，最后刮关元、头临泣、血海、太溪、足临泣、太冲、神门、中渚。

【注意事项】

（1）耳鸣是慢性疾病，需要坚持治疗才能收效。

（2）保持心情愉悦，劳逸结合。

（3）饮食忌辛辣之品，戒烟限酒。

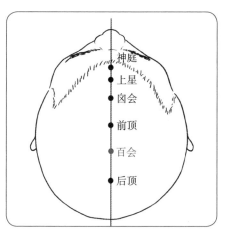

图7-39　百会

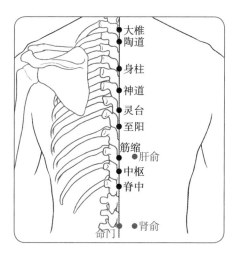

图7-40　肝俞至肾俞、命门

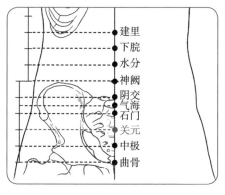

图7-41　关元

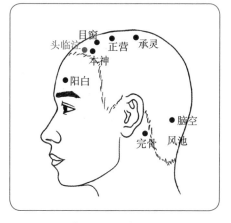

图7-42　头临泣

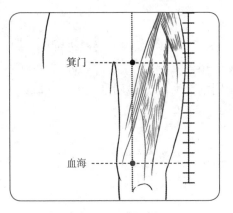

图 7-43 血海

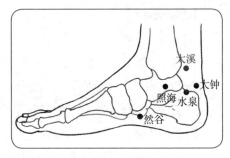

图 7-44 太溪

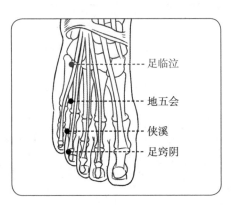

图 7-45 足临泣

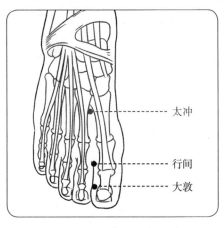

图 7-46 太冲

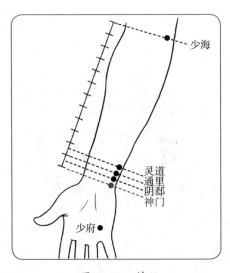

图 7-47 神门

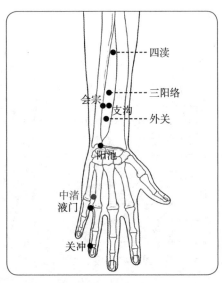

图 7-48 中渚

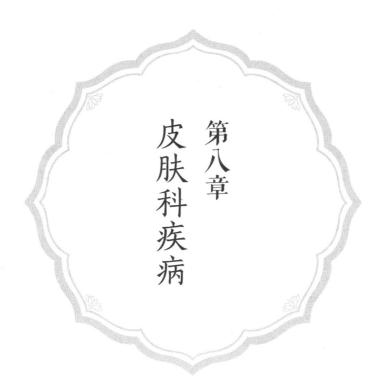

第八章
皮肤科疾病

一、湿疹

湿疹是一种常见的由多种内外因素引起的表皮及真皮浅层的炎症性皮肤病，是一种常见的过敏性皮肤病。本病以皮疹多样性、对称分布、剧烈瘙痒反复发作、易演变成慢性为特征。可发生于任何年龄任何部位，任何季节，但常在冬季复发或加剧，有渗出倾向，慢性病程，易反复发作。本病属中医学"湿毒疮""湿气疮"等病症范畴。

【常见症状】多发生于5岁以内的儿童，亦可见于成人。皮疹好发于头面、耳后、四肢、手足、阴囊、女阴、肛门等部位。皮疹为红色疙瘩，或皮肤潮红而有许多密集或散发性的粟米大小的红色丘疹或水疱，瘙痒或皮肤溃烂，渗出液较多，常伴有大便干结、小便黄、心烦口渴等症。慢性多经常反复发作，缠绵不愈，多出现鳞屑、苔藓样变等损害，皮肤遗留色素沉着及浅表性瘢痕。

【刮痧治疗】

取穴：肺俞、曲池、委中、阴陵泉、神门、大椎。（图8-1至图8-5）

操作方法：先刮大椎、肺俞，再刮曲池、神门，委中，最后刮阴陵泉。

【注意事项】

（1）湿疹患者饮食宜清淡，忌鱼、虾等海鲜食品级辛辣刺激性食物，忌酒。

（2）保持皮肤清洁卫生，避免搔抓、烫洗及使用碱性肥皂。

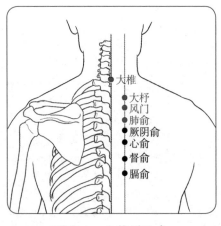

图8-1 大椎到肺俞

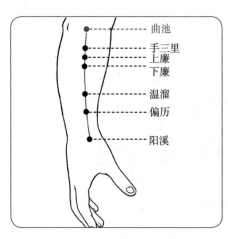

图8-2 曲池

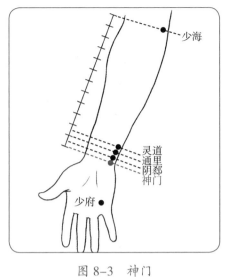

图 8-3 神门

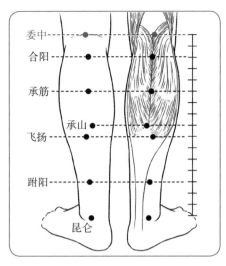

图 8-4 委中

二、荨麻疹

荨麻疹俗称风团、风疹团、风疙瘩、风疹块，是一种常见的皮肤过敏变态反应疾病。荨麻疹常见致病因素有食物（鱼、虾、牛奶、啤酒等）、植物（荨麻、漆、花粉等）、药物（青霉素、血清、呋喃唑酮等）、肠寄生虫（蛔虫、蛲虫等）、物理因子（冷、热等）。此外，感染、病毒、细菌真菌、胃肠功能紊乱、内分泌紊乱、全身性疾病（风湿热、系统性红斑狼疮等）、精神紧张等亦可成为荨麻疹的致病原因。各种因素致使皮肤黏膜血管发生暂时性炎性充血与大量液体渗出，造成局部水肿性的损害而出现皮疹。

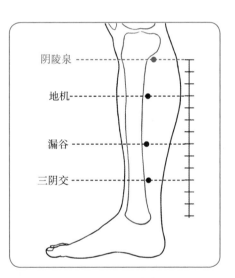

图 8-5 阴陵泉

【常见症状】起病急，先出现局部发痒或有麻刺感，随即出现大小不等、形态不一的红色、肤色或苍白色风团，此起彼伏，皮损可随瘙痒而增多，融合成大片，皮疹往往在一两小时或几小时内最多，1~2 天内自然消失，皮疹消退后不留痕迹。常伴见恶心、呕吐、腹痛、腹泻、发热。有些患者反复发作，可达数月或数年而不愈。

【刮痧治疗】

取穴：风府、大椎、膈俞、曲池、合谷、血海、足三里。（图8-6至图8-9）

操作方法：先刮风府、大椎、膈俞，再刮曲池、合谷，最后刮血海、足三里。

【注意事项】

（1）饮食宜清淡，避免刺激及易致敏食物，戒烟酒，保持大便通畅。

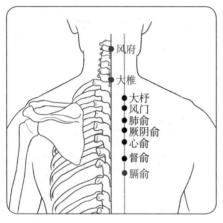

图8-6　风府、大椎、膈俞

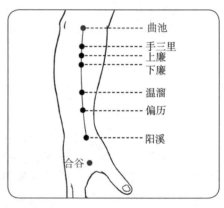

图8-7　曲池、合谷

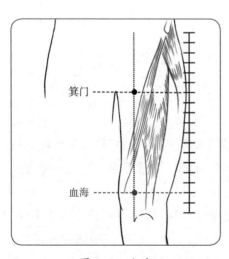

图8-8　血海

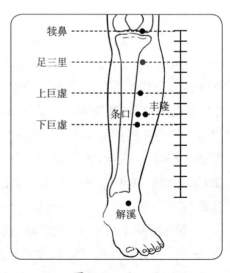

图8-9　足三里

（2）室内禁止放花卉及喷洒杀虫剂以防再次致敏。

三、痤疮

痤疮又叫青春痘，是由于毛囊及皮脂腺阻塞、发炎所引发的一种皮肤病。青春期时，体内的激素会刺激毛发生长，促进皮脂腺分泌更多油脂，毛发和皮脂腺因此堆积许多物质，使油脂和细菌附着，引发皮肤红肿的反应。发病人群以 15~30 岁为主的青年男女，所以才称它为青春痘。30 岁以后病情一般可减轻或自愈。

【常见症状】皮肤出现毛囊性丘疹，中央有一黑点，称黑头粉刺；周围色红，挤压有米粒样白色脂栓排出，另有无黑头、成灰白色的小丘疹，称白头粉刺。若发生炎症，粉刺发红，顶部可见小脓疱。脓包破溃痊愈后，可遗留暂时色素沉着或有轻度凹陷的瘢痕，有的形成结节、脓肿、囊肿及瘢痕等多种形态的伤害，甚至破溃后形成多个窦道和瘢痕，严重者呈橘皮脸。发病部位以颜面为多，亦可见于胸背上部及肩胛处，胸前、颈后、臀部等处。自觉症状可见稍有瘙痒或疼痛，病程缠绵，此愈彼起。一般在 30 岁后自然消失，有的可迁延数年或十余年。

【刮痧治疗】

取穴：肺俞、肾俞、膈俞、曲池、合谷、血海、足三里、丰隆。（图 8-10 至图 8-13）

操作方法：先刮肺俞、肾俞、膈俞，再刮曲池、合谷，最后刮血海、足三里和丰隆。

【注意事项】

（1）注意保持面部清洁。

（2）多吃蔬菜和水果，少吃脂肪、糖类和辛辣的刺激性食物，保持大便通畅。

（3）切忌用手去挤压粉刺，以免引起化脓发炎，脓疮破溃吸收后形成瘢痕和色素沉着，影响美观。

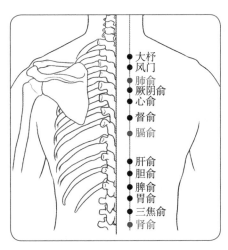

图 8-10　肺俞、肾俞、膈俞

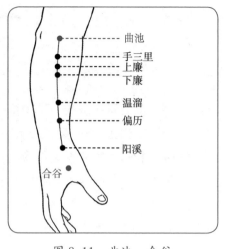

图 8-11　曲池、合谷

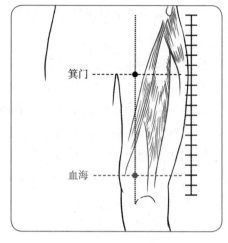

图 8-12　血海

四、酒渣鼻

酒渣鼻是发于鼻部的一种慢性炎症皮肤病。临床表现为外鼻皮肤发红，鼻尖最为显著。由于局部皮脂腺分泌旺盛，鼻子显得又红又亮，病情进一步发展，皮肤会增厚，甚至长出小脓疮或皮疹，外观粗糙不平，类似酒糟样。本病多发于中年人，女性多于男性，但男性患者病情较重。本病的发生和螨虫感染以及嗜烟酒及辛辣刺激性食物、习惯性便秘、内分泌失调等因素有关。

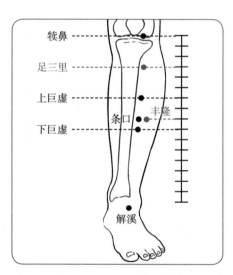

图 8-13　足三里、丰隆

【常见症状】主要症状为鼻面部出现红斑、丘疹、脓疱、日久生有鼻赘。初起以鼻为中心的颜面中部发生红斑，伴有毛细血管扩张，以鼻尖、鼻翼处明显，病情继续发展时出现成批痤疮样皮疹、脓疱，鼻端出现绿豆大小的结节，毛细血管扩张加重，毛囊口扩大，呈橘皮状样改变，少数严重患者出现鼻端结节增大形成鼻赘。

【刮痧治疗】

取穴：印堂、内庭、肺俞、胃俞、大椎、行间、血海。（图 8-14 至图 8-17）

操作方法：先刮印堂，再刮大椎、肺俞、胃俞，然后刮血海，最后刮内庭、行间。

【注意事项】

（1）本病初起时，应尽早治疗，防止病情发展加重。

（2）戒烟酒，少食辛辣、油腻食物。

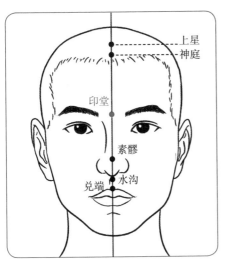

图 8-14 印堂

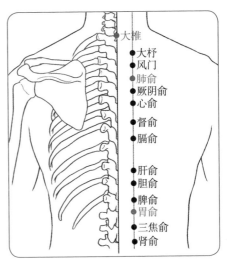

图 8-15 大椎、肺俞、胃俞

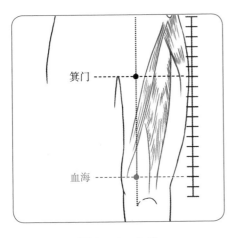

图 8-16 血海

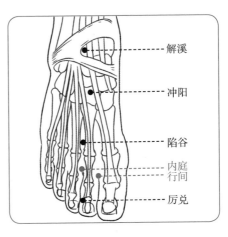

图 8-17 内庭、行间

（3）经常洗脸，保持面部尤其是鼻部周围的卫生。

五、带状疱疹

带状疱疹是由水痘带状疱疹病毒引起的急性炎症性皮肤病。其主要特点为簇集水疱，沿一侧周围神经作群集带状分布，伴有明显神经痛。初次感染表现为水痘，以后病毒可长期潜伏在脊髓后根神经节，免疫功能减弱可诱发水痘，带状疱疹病毒可再度活动，生长繁殖，沿周围神经波及皮肤，发生带状疱疹。带状疱疹患者一般可获得对该病毒的终生免疫，但亦有反复多次发作者。本病以中老年者及长期服用类固醇皮质激素或免疫抑制剂者多见。本病属中医学"缠腰火龙""缠腰火丹""蛇丹"等范畴。

【常见症状】好发于肋间神经及三叉神经可支配的皮肤区域，即胸背部及颜面部等。皮疹初起为皮肤发红，随之出现簇集成群的绿豆大小丘疹，1~2天后迅速演变成为水疱，水疱沿神经分部排列呈带状，不超过正中线，数天后疱壁松弛，而后逐渐吸收，干涸。愈后遗留暂时性的红斑或色素沉着。疼痛剧烈难忍，其皮疹消退后仍见剧痛不止。病程一般2~3周。

【刮痧治疗】

取穴：肺俞、风门、期门、血海、三阴交、太冲。（图8-18至图8-22）

操作方法：先刮风门、肺俞，再刮期门，最后刮血海、三阴交、太冲。

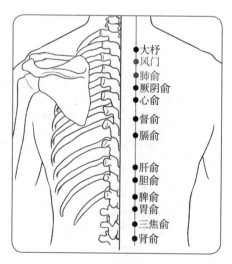

图8-18 风门、肺俞

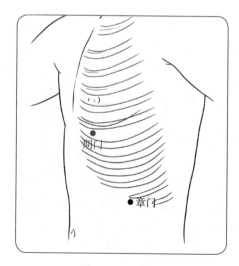

图8-19 期门

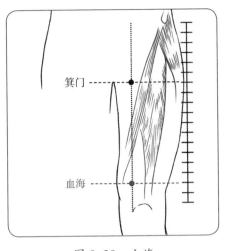

图 8-20　血海

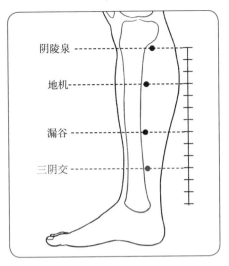

图 8-21　三阴交

【注意事项】

（1）合理营养饮食，加强体育锻炼，增强体质，提高机体抗病能力。

（2）预防上呼吸道感染，口腔、鼻腔的炎症应积极治疗。

六、斑秃

斑秃是一种骤然发生的斑状脱发。其病变处头皮正常，无炎症及自觉症状。本病病程经过缓慢，可自行缓解和复发，可发生在从婴儿到老人的任何年龄，但以中年人较多，性别差异不明显。本病俗称"鬼剃头"，属中医学"油风"范畴。

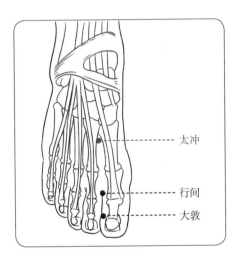

图 8-22　太冲

【常见症状】本病常于无意中发现或被他人发现，无自觉症状，少数病例在发病初期患处可有轻度异常感觉。初起为 1 个或数个边界清楚的圆形或椭圆形脱发区，直径 1~2cm 或更大。脱发现象继续增多，每片亦扩展，可互相融合形成不规则形。如继续进展可以全秃。严重者眉毛、睫毛、腋毛、阴毛和全身毫毛也都脱落，即为普秃。

【刮痧治疗】

取穴：百会、头维、风池、风府、阿是穴（脱发区）、肝俞、肾俞。（图8-23至图8-25）

操作方法：先刮阿是穴（脱发区），再刮百会、风池、风府、头维，最后刮肝俞和肾俞。

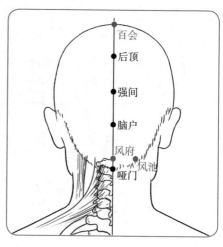

图 8-23　百会、风池、风府

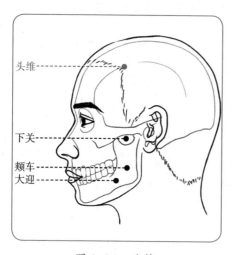

图 8-24　头维

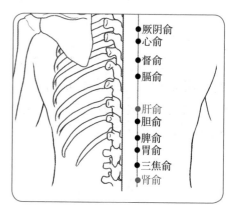

图 8-25　肝俞、肾俞

【注意事项】

（1）生活作息应有规律，保证充足的睡眠，忌疲劳过度，保持情绪稳定，忌焦躁、忧虑。

（2）斑秃患者忌用碱性强的洗发剂，因洗发水中的强碱性物质对毛囊有极大的损害作用，可加速毛囊的萎缩而加重病情。

七、神经性皮炎

神经性皮炎是一种常见的慢性皮肤病，特点是皮肤有局限性苔藓样变，伴有阵发性瘙痒，又名慢性单纯性苔藓。皮损好发于颈侧、项部、四肢、骶尾部，亦可发生于外阴及头皮部，常为对称性。皮损局限者称局限性神经性皮炎，最为多见。本病多见于中年，儿童极少发病。本病属中医学"牛皮癣"范畴。

【常见症状】皮疹好发于颈项部、四肢及腰骶部、腘窝、外阴；自觉剧痒，病程长，可反复发作或迁延不愈；局部瘙痒难忍，经反复搔抓摩擦后，局部出现粟粒状绿豆大小的圆形或多角形扁平丘疹、呈肤色、淡红或淡褐色，稍有光泽，以后皮疹数量增多且融合成片，成为典型的苔藓样皮损，皮损大小形态不一，四周可有少量散在的扁平丘疹。

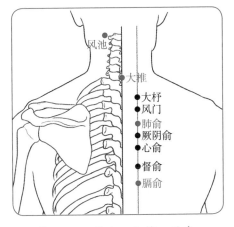

图 8-26　风池、大椎、肺俞、膈俞

【刮痧治疗】

取穴：风池、大椎、膈俞、肺俞、血海、足三里、委中。（图 8-26 至图 8-29）

操作方法：先刮风池、大椎、肺俞和膈俞，再刮血海、足三里和委中。

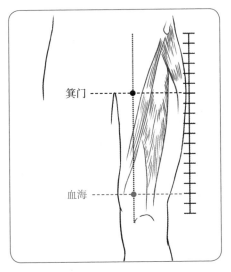

图 8-27　血海

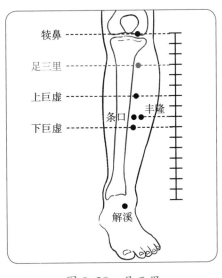

图 8-28　足三里

【注意事项】

（1）饮食忌辛辣刺激性食物，忌搔抓，忌用热水及肥皂洗擦。

（2）保持心情愉悦，避免精神紧张。

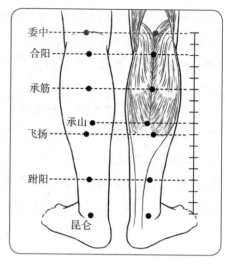

图 8-29　委中

八、白癜风

白癜风是一种常见的色素脱失性皮肤病，临床表现以局部或泛发性色素脱失，形成白斑为特征。白癜风的病因目前尚未完全清楚，多认为遗传因素、免疫功能失调、精神因素、黑色素细胞自身破坏、体内微量元素代谢失调均为本病的发病因素。本病属中医学"白驳风""白癜"等范畴。

【常见症状】

男女均可发病，可发于任何年龄，以青年多见。好发部位依次为面颈、腹髂、手足、四肢、胸背、外生殖器、肛周、口唇、龟头。初发时为点状或片状色素减退斑，一片或数片，因黑色素未完全脱失，呈淡白色，与正常皮肤分界不清，皮损逐渐发展扩大，黑色素完全脱失，与正常皮肤分界清楚，呈乳白色或瓷白色，大小不等，形状不定，可为圆形、椭圆形、地图形等。数目不等，从单个皮损到多发白斑。病程缓慢，缠绵难愈。

【刮痧治疗】

取穴：风池、肺俞、中脘、曲池、血海、三阴交。（图 8-30 至图 8-34）

操作方法：先刮风池、肺俞，再刮中脘，然后刮曲池，最后刮血海、三阴交。

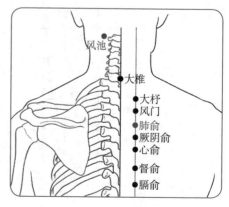

图 8-30　风池、肺俞

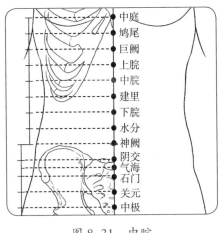

图 8-31　中脘

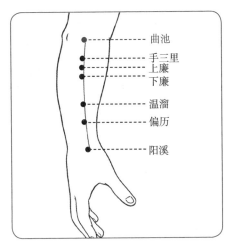

图 8-32　曲池

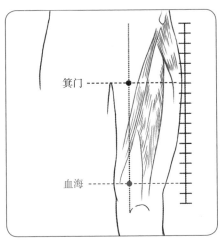

图 8-33　血海

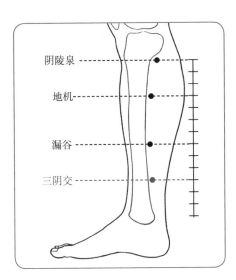

图 8-34　三阴交

【注意事项】

（1）要保持心情愉悦，避免精神紧张。

（2）忌酒，勿食辣椒辛辣之品以及富含维生素 C 的食品（维生素 C 可诱发或加重白癜风），如橘子、葡萄、山楂、猕猴桃等。平时多吃一些含有酪氨酸及矿物质的食物，肉、动物肝脏、蛋、奶、菜、豆、花生、黑芝麻、核桃等。

（3）不可在大太阳底下暴晒，以防扩散。

九、色斑

色斑包括雀斑、黑斑、黄褐斑和老年斑等，属色素障碍性皮肤病。雀斑是一种好发于颜面、颈部及手背部的黄褐色或暗褐色色素斑点，多在6岁左右出现，常随年龄的增长而增多。黑斑多发生在面部，呈黑色斑块，常见于女性，与长时间暴晒、化妆品过敏和内分泌失调、精神压力大等有密切关系。黄褐斑是发生于面部的淡褐色或褐色斑，为一种常见的色素沉着性皮肤病。黄褐斑多发于中年妇女，是一种后天性局限性色素增多疾病，也称蝴蝶斑、妊娠斑等。老年斑，全称为"老年性色素斑"，是指在老年人皮肤上出现的一种脂褐质色素斑块，属于一种良性表皮增生性肿瘤，一般多出现在面部、额头、背部、颈部、胸前等，有时候也可能出现在上肢等部位。老年斑大多在50岁以后出现，多见于高龄老人，故民间也称其为"寿斑"。

【常见症状】头面部或肌肤局部出现雀斑、黑斑、黄褐斑和老年斑，或色素沉着等肤色变异现象。

【刮痧治疗】

取穴：风池、肺俞、肾俞、血海、阴陵泉、足三里。（图8-35至图8-38）

操作方法：先刮风池、肺俞、肾俞，再刮血海、阴陵泉、足三里。

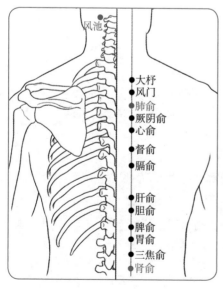

图8-35　风池、肺俞、肾俞

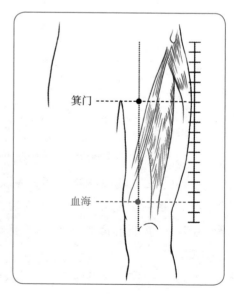

图8-36　血海

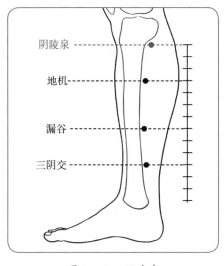

图 8-37　阴陵泉

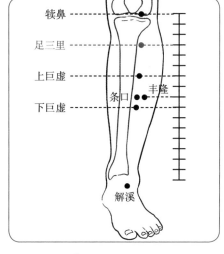

图 8-38　足三里

【注意事项】

（1）保持心情愉悦，避免精神紧张，保证充足的睡眠。

（2）注意不要长时间在阳光下暴晒，慎用各种化妆品。

（3）宜多吃新鲜水果蔬菜，少食辛辣刺激性食物。

第九章 常见症状的刮痧治疗

本章单独列出了一些常见症状，这些症状可出现于多种疾病，对以这些症状为主要表现，或不能立即明确诊断的，可以针对这些症状对症刮痧治疗。

一、发热

正常人的体温保持在相对恒定的范围内，一般在 36℃~37℃，正常体温在不同个体之间略有差异，且常受机体内、外因素的影响稍有波动。当机体在致热原的作用下或各种原因引起体温调节中枢的功能障碍时，体温升高超出正常范围，称为发热。引起发热的原因很多，最常见的是感染（包括各种传染病），其次是结缔组织病、恶性肿瘤等。临床上按发热的高低可分为：低热（37.3℃~38℃），中等度热（38.1℃~39℃），高热（39.1℃~41℃），超高热（41℃以上）。

【刮痧治疗】

取穴：大椎、至阳、肺俞、委中、曲泽、十宣。（图9-1至图9-3）

操作方法：先刮拭以上穴位，大椎、委中、十宣可使用放痧法，用三棱针点刺出血。

【注意事项】

（1）刮痧后可饮温开水，以助发汗。

（2）尽量多休息，避风寒。

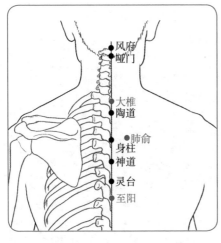

图 9-1　大椎、至阳、肺俞

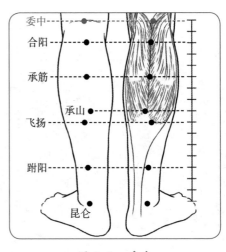

图 9-2　委中

二、咳嗽

咳嗽是人体的一种保护性呼吸反射动作。通过咳嗽能有效清除呼吸道内的分泌物或进入气道内的异物。如长期、频繁、剧烈咳嗽影响到工作、休息，甚至引起呼吸肌疼痛，则属病理现象。咳嗽常伴有咳痰，咳嗽可见于多种呼吸道疾病、胸膜疾病、心血管疾病等。

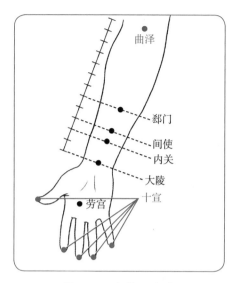

图 9-3　曲泽、十宣

【刮痧治疗】

取穴：大杼至肺俞、列缺至尺泽、中府。（图 9-4 至图 9-6）

操作方法：先刮大杼至肺俞，再刮列缺至尺泽，最后刮中府。

【注意事项】

（1）加强锻炼，多进行户外活动，提高机体抗病能力。

（2）气候变化时应及时增减衣服，防止过冷或过热。

（3）经常开窗通气，保持室内空气新鲜。

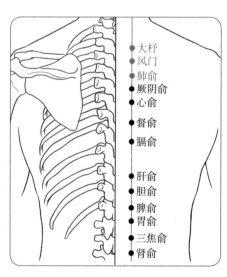

图 9-4　大杼至肺俞

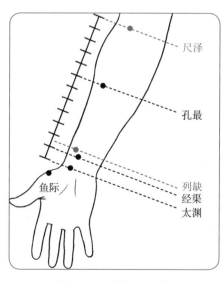

图 9-5　列缺至尺泽

三、咽喉肿痛

咽喉肿痛是口咽和喉咽部病变的常见症状。症状见咽喉部红肿疼痛、吞咽不适或吞咽困难，常伴咳嗽、头痛等。咽喉肿痛可见于多种疾病，如感冒、急性扁桃体炎、急性咽炎和单纯性喉炎、扁桃体周围脓肿等。

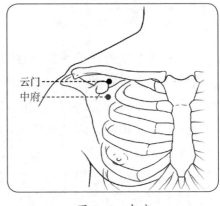

图 9-6　中府

【刮痧治疗】

取穴：天突、合谷、尺泽、商阳、少商、内庭。（图 9-7 至图 9-12）

操作方法：先刮天突，再刮尺泽、合谷、商阳、少商，最后刮内庭。

【注意事项】

（1）忌烟、酒。

（2）忌辛辣刺激性食物。

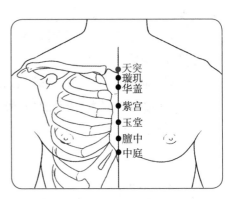

图 9-7　天突

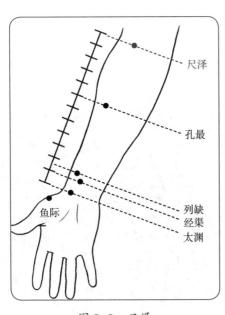

图 9-8　尺泽

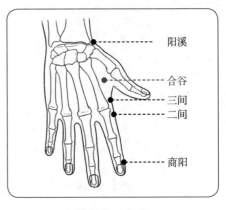

图 9-9　合谷

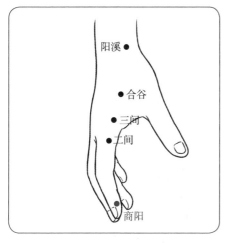

图 9-10　商阳

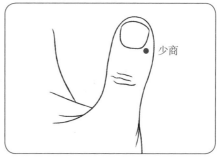

图 9-11　少商

四、自汗、盗汗

自汗、盗汗是指以汗液外泄失常为主要临床表现的一种病症。其中，不因外界环境因素的影响，而在醒觉状态下出汗称为"自汗"；在睡眠中出汗，醒后汗自停的现象称为"盗汗"。自汗、盗汗作为症状，

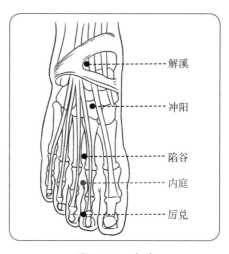

图 9-12　内庭

既可单独出现，亦常伴见于其他疾病过程中，如见于甲状腺功能亢进、自主神经功能紊乱、风湿热、结核病等疾病。

【刮痧治疗】

取穴：大椎、心俞、膈俞、膏肓、肾俞、孔最、阴郄、复溜。（图 9-13 至图 9-15）

操作方法：先刮大椎、心俞、膈俞、膏肓、肾俞，再刮孔最、阴郄，最后刮复溜。

【注意事项】

（1）患者应加强必要的体育锻炼，养成有规律的生活习惯，注意劳逸结合。

（2）禁食辛辣动火食物。

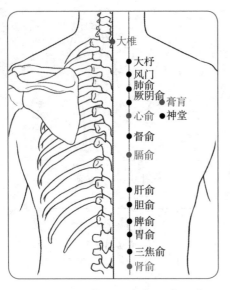

图 9-13　大椎、心俞、膈俞、膏肓、肾俞

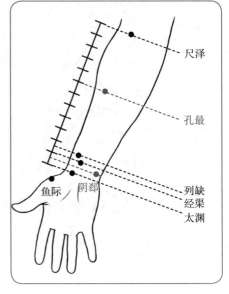

图 9-14　孔最、阴郄

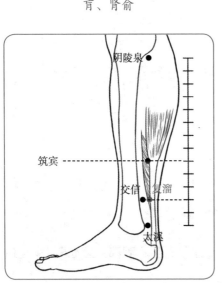

图 9-15　复溜

五、恶心、呕吐

恶心、呕吐是临床常见症状。恶心常为呕吐的前驱感觉，也可单独出现，表现为上腹部特殊不适感，紧迫欲吐的感觉，常伴有皮肤苍白、头晕、流涎、脉缓、血压降低等症状。呕吐是指胃内容物或一部分小肠内容物通过食管、口腔排出体外的现象。恶心、呕吐均是复杂的反射动作，可将有害物质从胃排出而起保护作用，但持久而剧烈的

恶心、呕吐可引起机体水电解质紊乱。恶心、呕吐可见于多种疾病，如急、慢性胃炎，贲门痉挛、幽门痉挛、胃扩张、胰腺炎、胆囊炎、胃神经官能症等。

【刮痧治疗】

取穴：膈俞至胃俞、膻中至中脘、足三里、内关。（图 9-16 至图 9-19）

操作方法：先刮膈俞至胃俞，再刮膻中至中脘，最后刮足三里、内关。

【注意事项】

（1）刮痧术前嘱患者不要进食，饮用少量温水即可。

（2）术中要观察患者是否有呕吐反应，若有呕吐应立即停止刮痧。

（3）患者避免进食不洁食物，不可暴饮暴食，忌食生冷辛辣之品。

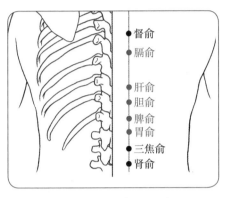

图 9-16　膈俞至胃俞

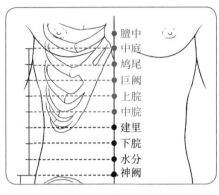

图 9-17　膻中至中脘

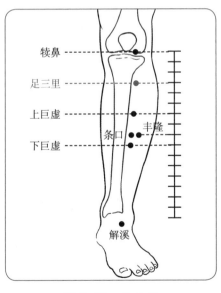

图 9-18　足三里

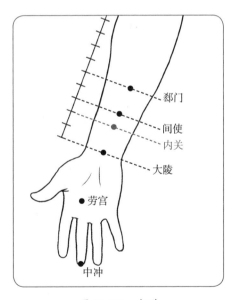

图 9-19　内关

六、腹痛

腹痛是临床极常见的症状，也往往是患者就诊的重要原因。腹痛可由各种腹腔内外脏器的疾病引起。按腹痛起病缓急、病程长短可分为急性与慢性两类。腹痛的病因复杂，包括炎症、肿瘤、出血、梗阻、穿孔、创伤及功能障碍等。腹痛病变的性质可为器质性，也可为功能性。

【刮痧治疗】

取穴：脾俞至大肠俞、中脘、天枢、关元至气海、足三里。（图9-20至图9-22）

操作方法：先刮脾俞至大肠俞，再刮中脘、天枢、关元至气海，最后刮足三里。

【注意事项】

（1）患者平时应节制饮食，宜进食易消化食物，忌食肥甘厚味和醇酒辛辣。

（2）适寒温，保持心情舒畅。

（3）当腹痛较为严重时，应结合其他疗法进行综合治疗，及时就医。

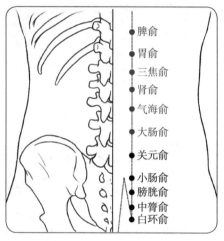

图9-20 脾俞至大肠俞

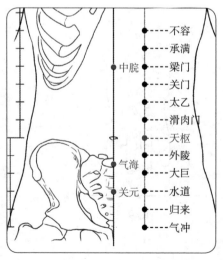

图9-21 中脘、天枢、关元至气海

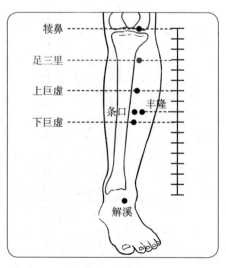

图9-22 足三里

七、腹泻

腹泻是指排便次数增多，粪质稀薄，水分增加，或带有未消化食物或脓血、黏液。腹泻常伴有排便急迫感、肛门不适、失禁等症状。腹泻分急性和慢性两类。急性腹泻发病急剧，病程在 2~3 周之内。慢性腹泻指病程在两个月以上。引起腹泻的疾病很多，以消化系统疾病最为常见，也可由全身性疾病如内分泌疾病神经功能紊乱等引起。

【刮痧治疗】

取穴：脾俞至大肠俞、中脘至气海、足三里至上巨虚、阴陵泉。（图 9-23 至图 9-26）

操作方法：先刮脾俞至大肠俞，再刮中脘至气海，最后刮足三里至上

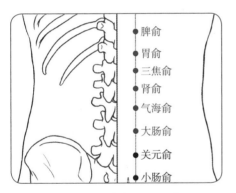

图 9-23　脾俞至大肠俞

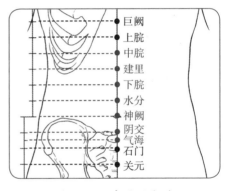

图 9-24　中脘至气海

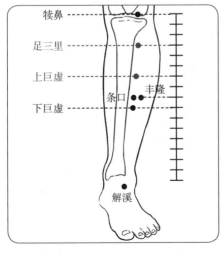

图 9-25　足三里至上巨虚

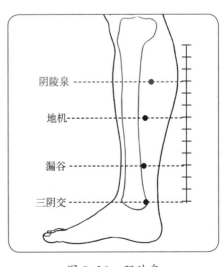

图 9-26　阴陵泉

巨虚，阴陵泉。

【注意事项】

（1）注意饮食卫生。

（2）增强体质，平时应加强户外活动，提高对自然环境的适应能力。

八、头痛

头痛通常是指局限于头颅上半部，包括眉弓、耳轮上缘和枕外隆突连线以上部位的疼痛。头痛是临床上常见的一种自觉症状，其发病机制复杂，可单独出现，也可见于各种急慢性疾病。根据发病的缓急可分为急性头痛（病程在 2 周内）、亚急性头痛（病程在 3 个月内）和慢性头痛（病程大于 3 个月）。国际头痛协会将头痛分为偏头痛、紧张性头痛、丛集性头痛和慢性阵发性偏侧头痛等 13 类，且每类头痛均有明确的诊断标准，已在临床广泛采用。刮痧对于多数功能性头痛疗效较好。

【刮痧治疗】

临床上根据疼痛所在部位，来分辨其病属何经，再进行治疗。如前头痛属阳明经头痛；后头痛属太阳经头痛；头顶痛属厥阴经头痛；两侧头痛则属少阳经头痛。根据不同部位的头痛进行治疗。

1. 前头痛

取穴：上星至神庭、头临泣至阳白、印堂、头维、合谷。（图 9-27 至图 9-29 ）

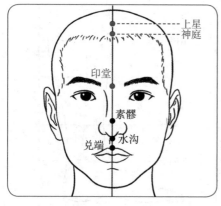

图 9-27　上星至神庭、印堂

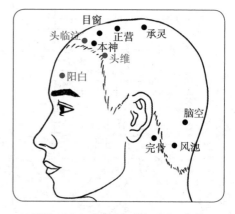

图 9-28　头临泣至阳白、头维

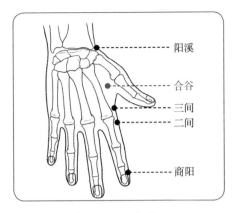

图 9-29　合谷

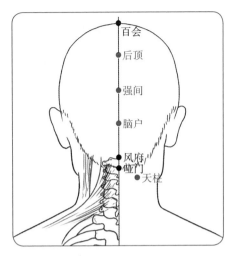

图 9-30　后顶至脑户、天柱

操作方法：先刮上星至神庭、头临泣至阳白，再刮印堂、头维，最后刮合谷。

2. 后头痛

取穴：后顶至脑户、天柱、昆仑。（图9-30至图9-31）

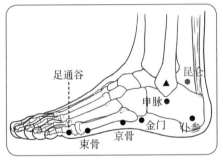

图 9-31　昆仑

操作方法：先刮后顶至脑户、天柱，再刮昆仑。

3. 头顶痛

取穴：百会至通天。（图9-32）

操作方法：刮拭百会至通天，以局部紫红为度。

4. 偏头痛

取穴：头维至率谷、丝竹空至耳和髎、侠溪至足临泣。（图9-33至图9-35）

操作方法：先刮头维至率谷，再刮丝竹空至耳和髎，最后刮侠溪至足临泣。

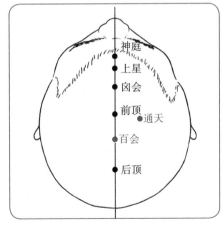

图 9-32　百会至通天

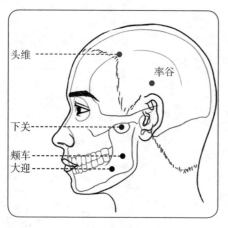

图 9-33 头维至率谷

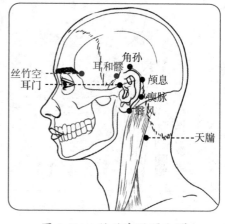

图 9-34 丝竹空至耳和髎

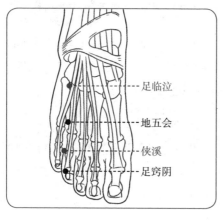

图 9-35 侠溪至足临泣

【注意事项】

（1）保证充足的睡眠。

（2）戒烟酒，忌辛辣及巧克力、咖啡、可可、浓茶等。

九、眩晕

眩晕是指患者感到自身或周围环境物有旋转或摇动的一种主观感觉障碍，常伴有客观的平衡障碍。一般无意识障碍，主要由迷路、前庭神经、脑干及小脑病变引起，也可由其他系统或全身性疾病而引起。按照病变部位的不同，大致可以分为周围性眩晕和中枢性眩晕两大类。周围性眩晕多数与耳部疾病有关，可见于梅尼埃病、迷路炎、内耳药物中毒、前庭神经元炎、晕动病等。周围性眩晕发作时多伴有听力减退、耳鸣、恶心、呕吐、出冷汗等症状。中枢性眩晕是由脑组织、脑神经疾病引起，如椎－基底动脉供血不足、高血压脑病、听神经瘤、脑血管病变、癫痫等。

【刮痧治疗】

取穴：百会至风府、风池至肩井、头维至率谷、足三里、太冲。（图9-36至图9-40）

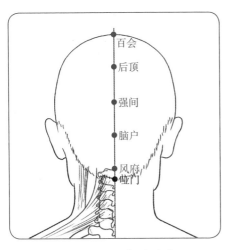

图 9-36 百会至风府

操作方法：先刮百会至风府，风池至肩井，头维至率谷，再刮足三里、太冲。

【注意事项】

（1）注意休息及精神调养。

（2）制定合适的锻炼方案，增强体质。

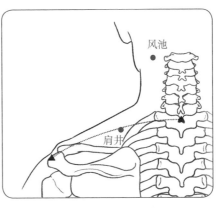

图 9-37 风池至肩井

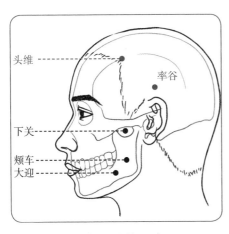

图 9-38 头维至率谷

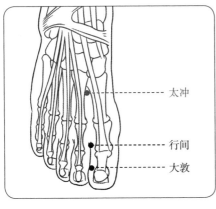

图 9-40 太冲

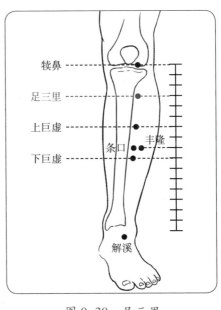

图 9-39 足三里

第九章 常见症状的刮痧治疗